なんとなくだるい、疲れやすいを解消する！

自律神経について

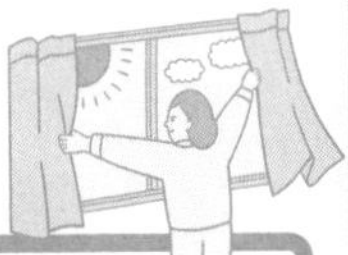

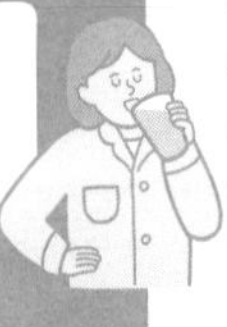

小林弘幸先生に聞いてみた

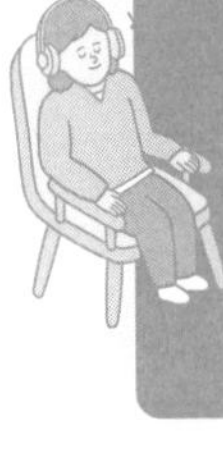

順天堂大学医学部教授
小林弘幸

Gakken

はじめに

現代に生きる人々を悩ませる「なんとなく不調」の正体

「病院に行くほどでもないし……」

「体調不良とまではいかないけれど、なんだかコンディションがすっきりしなくて……」

そんな**「なんとなく不調」**を抱えてはいませんか？

例えば、**頭痛、肩こり、便秘、不眠、冷え、倦怠感《けんたいかん》、イライラ、不安感などなど……**。**いま世の中には、さまざまな不調に悩まされている人が数多くいます。**

しかし、こうした人の中には「実際に病院へ行って検査をしてみたが、どこも悪くないと言われた」というケースも多いものです。

病名はつかない。でも、なんだか毎日しんどい。

そんな**不調の正体、それが自律神経の乱れ**なのです。

自律神経とは、私たちの生命を維持するために休まず働き続ける「末梢神経《まっしょうしんけい》」のひとつです。自律神経は、その形を直接目にすることができないため、内臓などと比べてイメージしづらいかもしれません。しかし「いまこの瞬間もあなたの心臓が動いているのは、自律神経が働いているから」と言えば、自律神経の果たす役割の大きさを感じてもらえるのではないでしょうか。

私たちを取り巻く環境は、常に変化し続けています。近年では、気候の変動や頻発する自然災害、新型コロナウイルス感染症の蔓延などが私たちの生活に大きな影響を与えています。また、SNSの普及やテレワークの増加なども大きなメリットがある一方で、知らず知らずのうちに心の負担になっていることもあります。

こうした**環境の変化は、多くの人々に少なからずストレスを与え、それによって自律神経は大きく乱れてしまいます。**私のところにも、最近の環境の変化が影響していると思われる不調でお見えになる方が多くいらっしゃいます。

現代はまさに、自律神経が乱れやすい時代でもあるのです。

この本は、私がよくご質問やご相談を受ける内容を中心に、78の項目に分けて構成しました。自律神経とはどんなものかといった基礎知識から、不調への対処法、私がおすすめしたい生活習慣まで、自律神経について幅広く知っていただくためのトピックを網羅しています。

第1章から順番に読んでいただくのはもちろんのこと、ご自身が普段感じている不調や体調の悩みに合わせて、興味のあるページから読んでいただいてもかまいません。

本書を読んでいただくことで体調が改善し、あなたの毎日が活力に満ちたものになればうれしく思います。

順天堂大学医学部教授　小林弘幸

アフターコロナ？　異常気象？　SNSのストレス？

現代人の自律神経が乱れる3つの理由

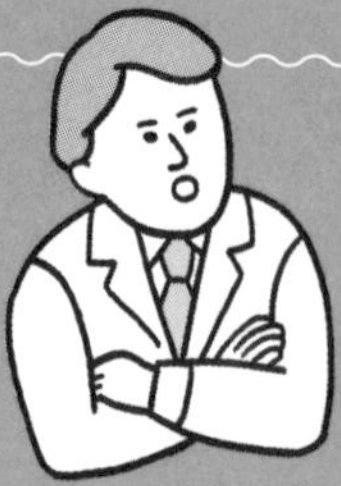

自律神経がより乱れがちな現代。不調を招く背景にはどんな事象があるのでしょうか。まずはここで、現代人の自律神経が乱れる理由を解説していきましょう。

理由1 生活様式がコロナ以降に激変したから

新型コロナウイルス感染症の流行によって、私たちの生活は様変わりしました。コロナ禍《か》では外出が制限され、人とのコミュニケーションも必要最低限に。マスクの着用が必須になり、テレワークもあちこちで導入されました。

感染の拡大を食い止めるためにはある程度の制限は必要なことですが、コロナに関して言えば、自律神経を乱す要因となったのは、ウイルスそのものよりも、前述した**生活様式の激変がもっとも大きかった**のではないかと考えています。

人は他人と直接会って話したり、楽しい

時間をともに過ごしたりすることで、いわゆる「幸せホルモン」が多く分泌されるようにできています。ところがコロナによってそうした**行動が制限されると、心の活力が失われてしまいます**。するとメンタルがネガティブなほうへ傾き、人間関係の悪化などにもつながっていくのです。

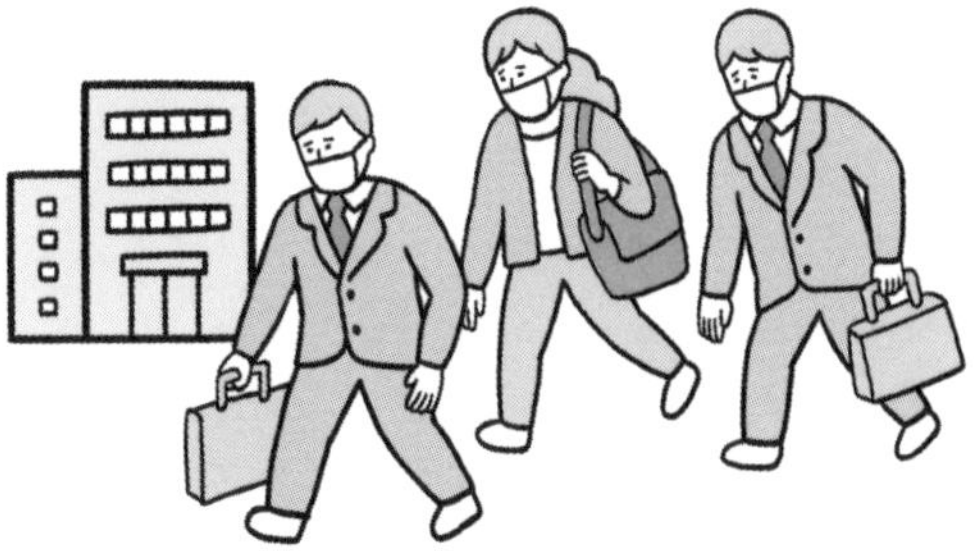

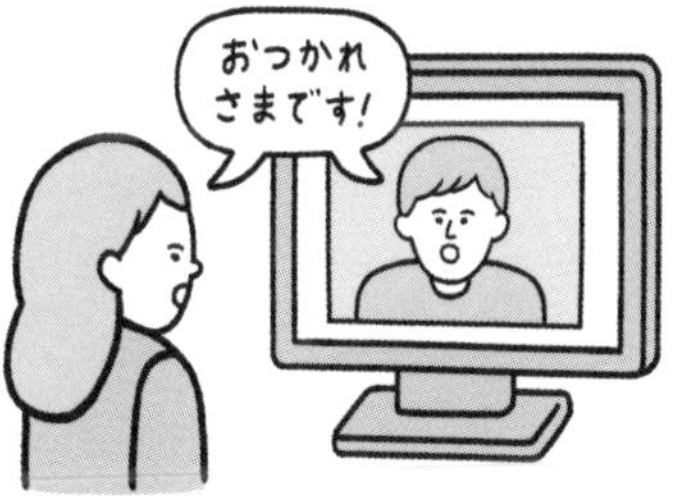

　また、常にマスクを着用することで表情筋が衰えたり、外出を控え家に閉じこもることで運動不足になったりするなど、**身体に与えるマイナス要素も少なくありません**でした。自律神経はさまざまな変化に弱いものです。コロナ禍での生活の変化は「コロナうつ」といった言葉も生まれるほど、人々に大きなダメージを与え、自律神経のバランスを大きく乱す要因になったのは間違いありません。

　コロナ禍が明けたいまもなお、その〝後遺症〟で不調を抱える人が増えているのです。

理由 2

異常気象による変化に体がついていけないから

近年は世界的に異常気象が問題となっています。日本でもゲリラ豪雨や異常高温などが毎年取り沙汰されるようになりました。このように〝極端化〟**する気候の変化は、じつは自律神経にも大きな影響を与えるのです。**

先にお話ししたように、自律神経は変化に弱いもので、それは気候に関しても同様です。中でも低気圧と寒暖差に対しては受けるダメージが大きいものです。

私たちの体は外部からの圧力に耐えられるように、体内を一定の圧力に保っています。しかし低気圧がやってくると体内の圧力も下がり、一気にバランスが崩れてしまうのです。天気が下り坂に向かうと具合が悪くなる〝低気圧不調〟が顕著に現れる人は、特に自律神経が乱れている可能性があります。

また、昼間はとても気温が高く暑いのに、夜になると震えるほど寒くなるような

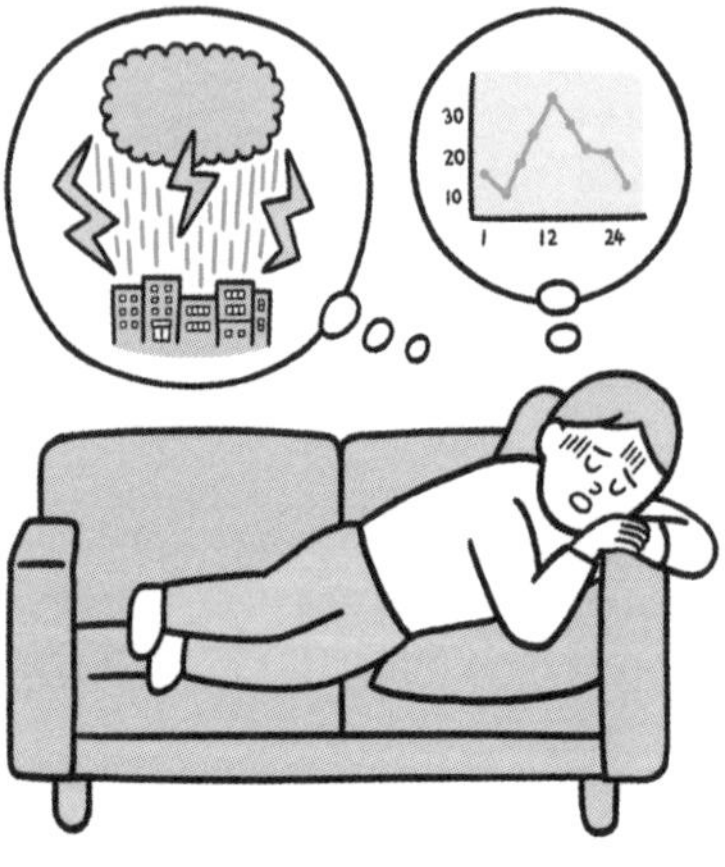

寒暖差の大きな日も、自律神経にとってはダメージになってしまいます。

　このように、短時間・短期間で天気の振れ幅が極端に大きくなる近年の異常気象は、自律神経を乱す〝大敵〟でもあるのです。

理由3 SNSの情報に影響されすぎるから

　現代人の自律神経を乱すと考えられる、もうひとつの要因がSNSです。役に立つ情報を入手して活用している分には、SNSはとても便利なツールであることは言うまでもありません。

　ところが、SNSを使っていると、知人や友人、あるいは顔も知らない他人の情報も入ってきて、相手を妬ましく思ったり、自分に劣等感を持ったり……。そんなケースも増え、明らかに自律神経を乱してしまっている人も少なくないのです。

　没頭しすぎて自分を見失い、時間まで無駄に使ってしまう場合は、SNSとの距離感を見直す必要があります。

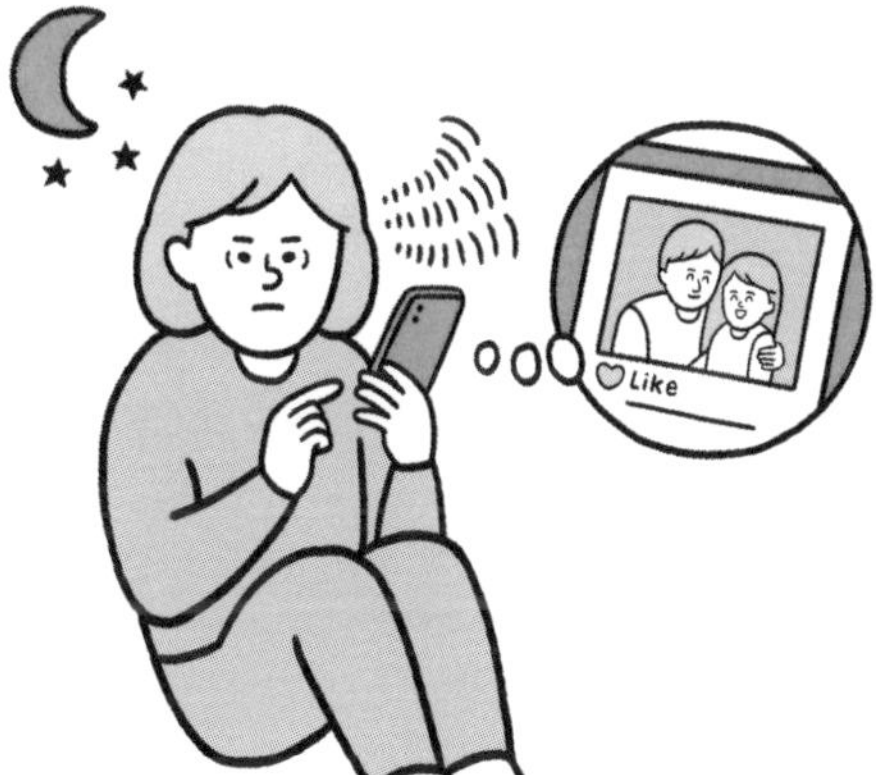

まずはあなたのいまの体調や体質、生活習慣をチェック。ひとつでも当てはまれば自律神経のバランスが乱れている可能性も。19ページから始まる本編で心身の不調を改善していきましょう!

- □ いつも運動不足だ
- □ ついスマホを長時間見てしまう
- □ いつもイライラしがちだ
- □ 小さなことでもくよくよしてしまう
- □ 怒りを抑えきれず感情的になることがよくある
- □ 人間関係でいつも悩んでいる
- □ 部屋がいつも散らかっている
- □ スケジュール帳がうまっていないと落ち着かない
- □ 休みの日はほぼ寝て終わる
- □ 着ない服を捨てられずにいる

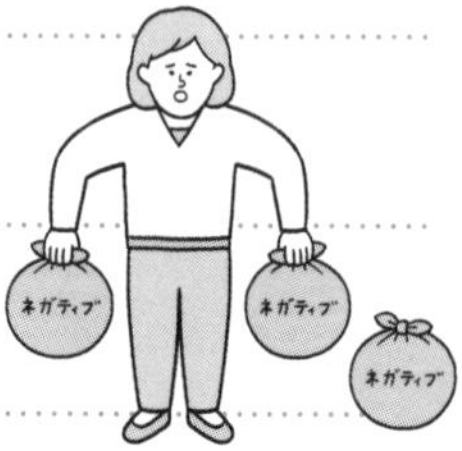

あなたの
自律神経は大丈夫?

チェックリスト

- □ 朝食はいつも抜いてしまう
- □ ランチのあとは決まって眠くなる
- □ 夕食の時間はいつも21時以降だ
- □ 毎日お酒を飲む
- □ 冷たい飲み物をいつも飲んでいる
- □ 炭水化物が大好物だ
- □ タバコを吸う習慣がある
- □ 更年期障害に悩まされている
- □ いつも便秘がちだ
- □ やせにくくなってきた

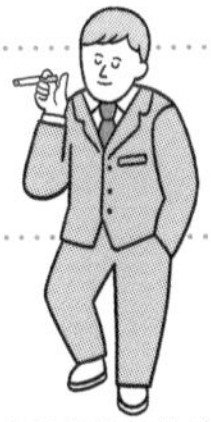

なんとなくだるい、疲れやすいを解消する!
自律神経について小林弘幸先生に聞いてみた

目次

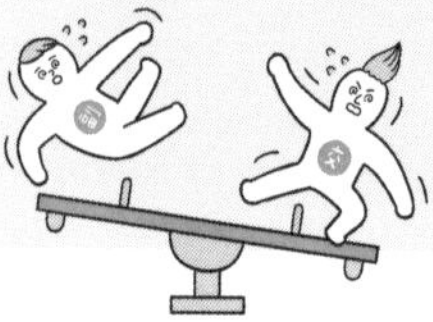

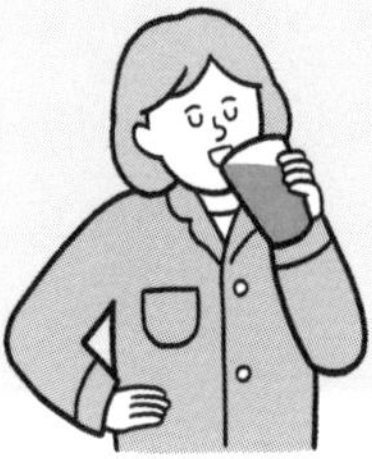

第2章 自律神経を整える毎日のおすすめ習慣は？

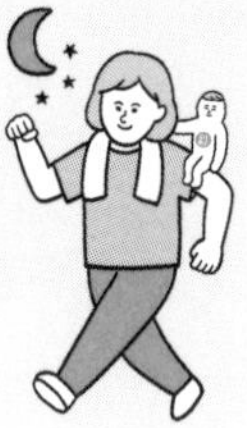

第3章 腸を改善すれば自律神経が整うって本当ですか？

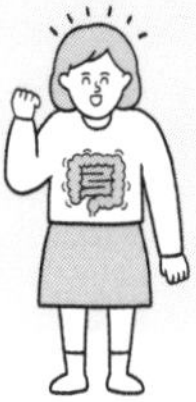

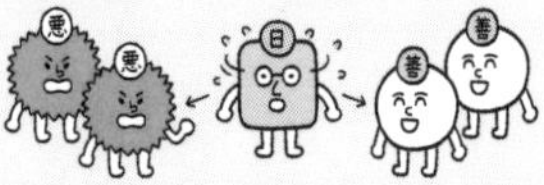

第4章 自律神経を整えればメンタルも強くなりますか？

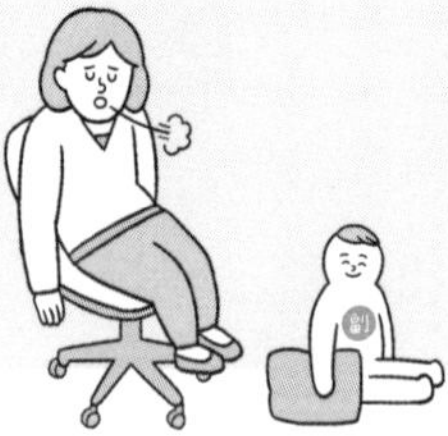

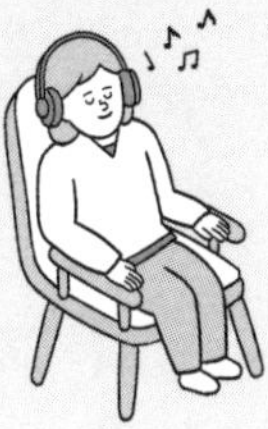

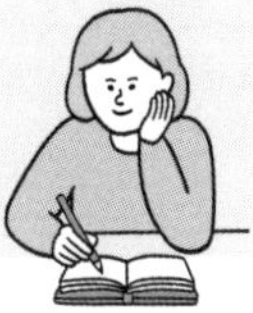

第5章

自律神経が喜ぶ休息の取り方ってありますか？

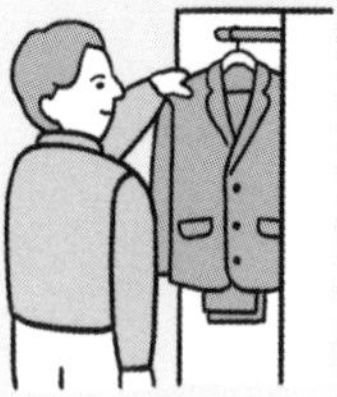

第6章

小林先生が実践している習慣を教えてください！

第 1 章

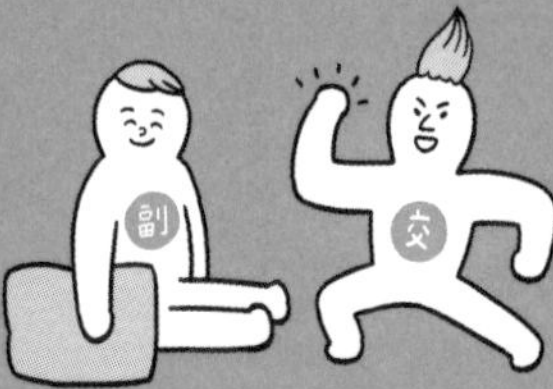

そもそも自律神経って何ですか？

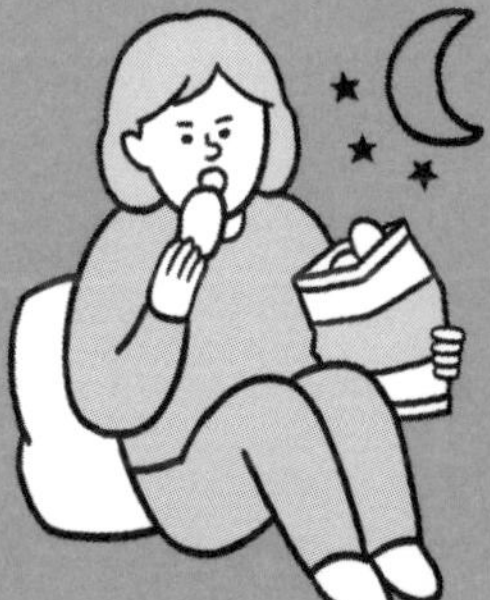

「自律神経のバランスが大切」とはよく聞くけれど、そもそも自律神経って一体何？
　まずはここで、自律神経の基本的な知識や仕組みを紐解いていきましょう。仕組みがわかれば、自律神経と不調の関係も見えてきます。

自律神経について教えてください！

生命維持のため24時間働き続ける存在

自律神経は、脳から体の器官に情報を伝える「末梢神経」のひとつ。神経なので直接目にすることはできませんが、内臓の働きや血液の流れといった、生命の根幹に関わる機能を司る存在です。心臓を動かして血液を全身へ送り込んだり、呼吸をしたり、暑いときには体から汗を出したりと、自分の意思とは関係のないところでおこなわれる体の働きは、すべて自律神経によってコントロールされているのです。

自律神経は「**交感神経**」と「**副交感神経**」に分けられます。

交感神経は、車に例えると「アクセル」。〝**戦いの神経**〟とも呼ばれる交感神経が優位に働くと血管が収縮し、それに伴って心拍数や血圧も上昇。心身は興奮状態となります。

一方、副交感神経は「ブレーキ」にあたります。こちらは〝**安息の神経**〟とも呼ばれ、副交感神経が優位になると血管が緩み、心拍数や血圧が低下して、心身はリラックスした状態になります。

この2つの神経がバランスよく働くことで、アクティブに動くときには動き、休むべきときには休むという、生命活動に必要なメリハリをつけることができるのです。

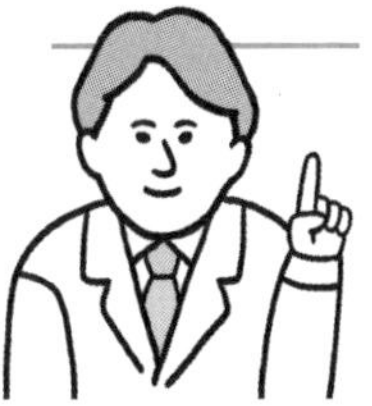

お答えしましょう!

自律神経とは、
内臓の働きや血液の流れなど、
全身の働きを司る神経です。

■交感神経と副交感神経は交互に働く

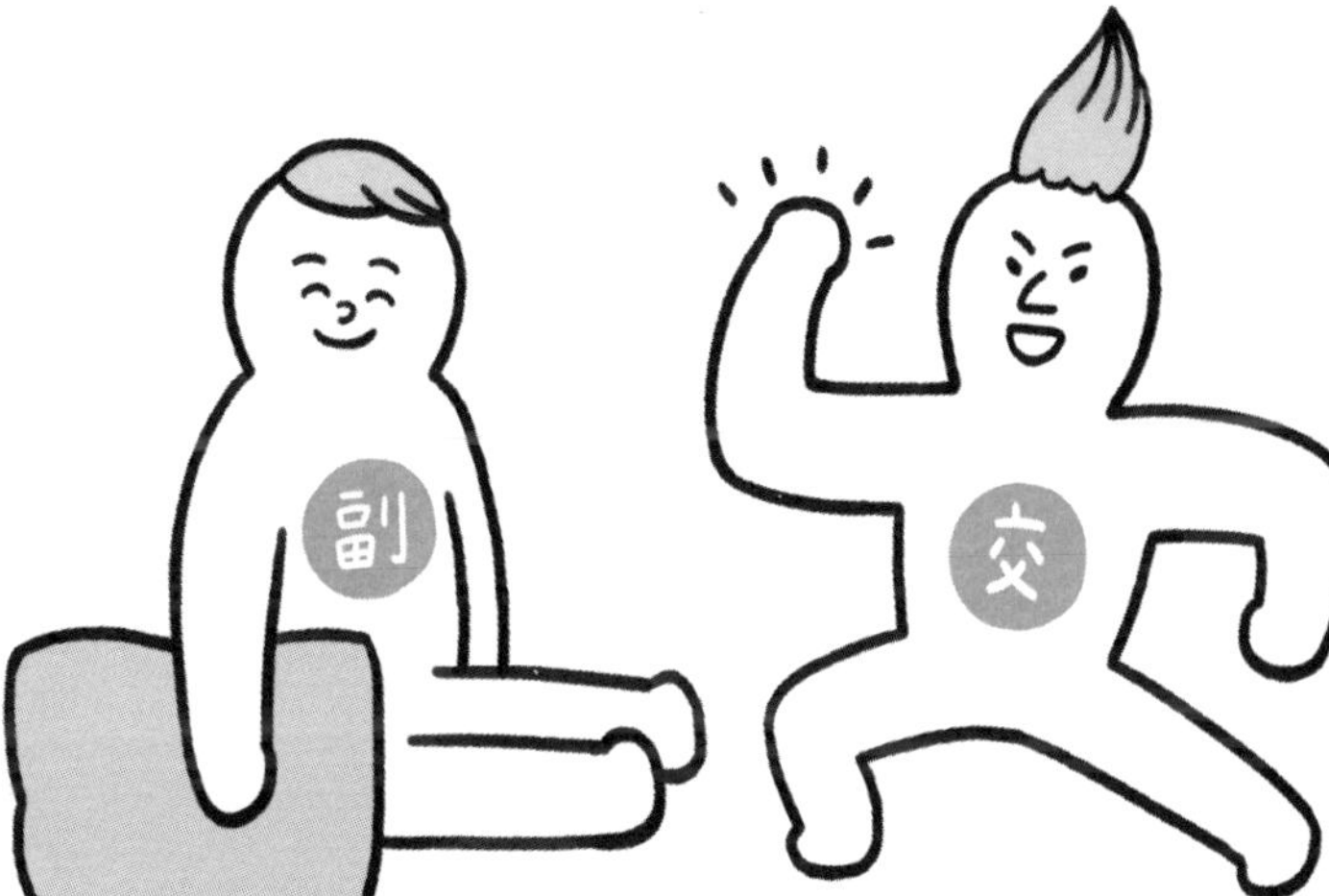

副交感神経は車の「ブレーキ」にも例えられ、優位になると血管が緩み、リラックスした状態になる。

交感神経は車の「アクセル」にも例えられ、活動的に動く際や緊張時に優位に働く。

ポイント

交感神経と副交感神経……自分ではコントロールすることができないが、この2つの神経のバランスが生命維持のためには大切。

交感神経について詳しく教えてください

活動時に不可欠な「アクセル」

前ページでは、交感神経は体をアクティブに動かすための、いわば「アクセル」のようなものだとお話ししました。ここからは、もう少し詳しく解説していきましょう。

交感神経は通常、日中の活動時に優位になります。特に仕事や勉強に集中して取り組んだり、人と積極的にコミュニケーションを取ったりしているときなどがそれに当てはまります。

加えて、緊張したりストレスを感じたりしたときなどにも交感神経は優位に。「ストレス社会」と言われる現代は、交感神経が過剰に優位になりやすい時代でもあります。

人間関係で悩んだり、過労が続いたりと、心身ともに休まらない状況に長く身を置いていると、交感神経ばかりが盛んに働き、自律神経のバランスが乱れてしまいます。

交感神経が優位なときには血圧が上がり、血管は収縮、血流も滞った状態になります。そうした状況が過剰に長く続けば、**体調が悪くなり、健康な状態を保つことも難しくなります**。

交感神経の働きは、元気に活動するためにはとても大切である半面、優位になりすぎると心身へのマイナスの影響も出てくることを意識しておきましょう。

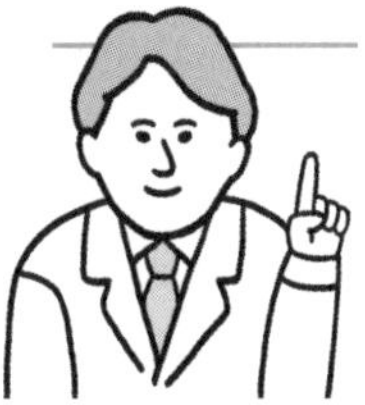

お答えしましょう！

交感神経はおもに日中に働いて心身をアクティブに動かしますが、ストレスで優位になりすぎることも。

■交感神経は心身をアクティブに動かす

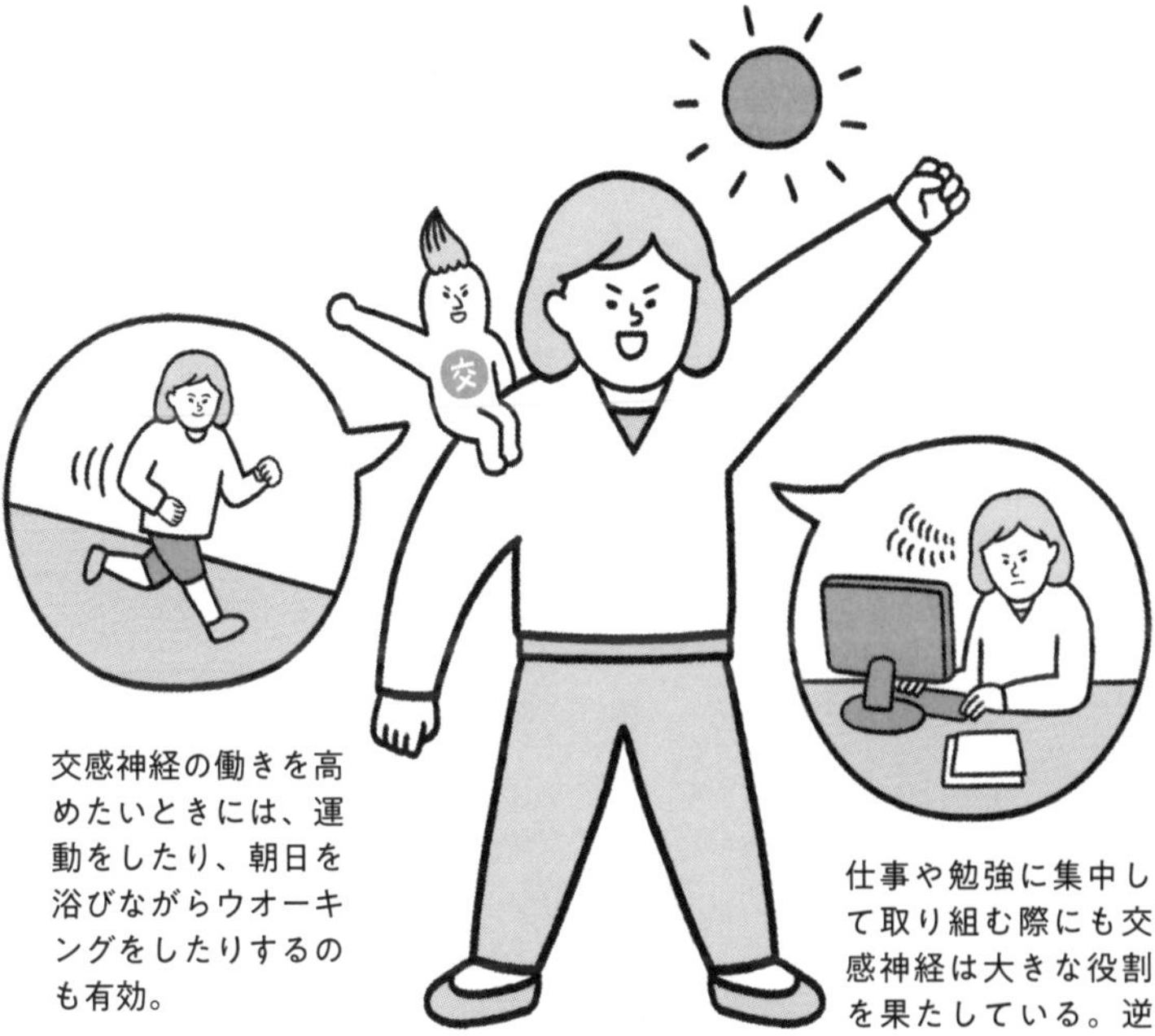

交感神経の働きを高めたいときには、運動をしたり、朝日を浴びながらウオーキングをしたりするのも有効。

仕事や勉強に集中して取り組む際にも交感神経は大きな役割を果たしている。逆に副交感神経が優位になると眠くなってしまうことも。

ここに注意！

交感神経が過剰に働くと心身が休まらず、自律神経のバランスが乱れさまざまな不調を引き起こすことに。

副交感神経は優位なほうがいいですよね？

優位になると免疫力アップも

交感神経が「アクセル」に例えられるのに対して副交感神経は「ブレーキ」。〝安息の神経〟とも言われる副交感神経は、通常は夜に優位になります。

副交感神経が働くと、心身はリラックス状態となり、免疫力がアップ。血管は拡張し、血流はスムーズに。心拍数も低下します。現代のストレス社会においては交感神経が優位になりがちなため、**副交感神経もきちんと働かせることが大切**です。

副交感神経の働きを高めるためには、お風呂にゆっくりと浸かる、穏やかな音楽を聴く、深呼吸をする、といったことが有効です。さらにシンプルなことで言えば、笑顔でいることもよいですね。なかなか笑顔になれないようなときは、意識的に口角を上げるだけでも違いますので、ぜひやってみてください。

ただし、**副交感神経ばかりが優位になりすぎるのも、もちろんよくありません。**無気力感や疲労感を招きやすくなったり、アレルギーを発症しやすくなったりするなどの弊害が起こります。交感神経と副交感神経、「アクセル」と「ブレーキ」が交互にバランスよく働くことが、快調な毎日を送るためには不可欠なのです。

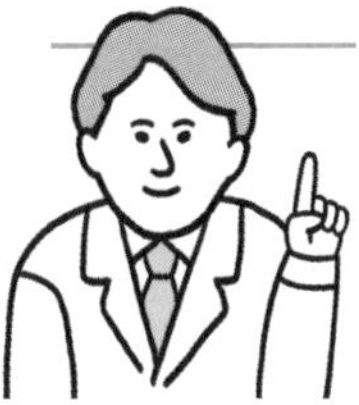

お答えしましょう！

副交感神経が優位になりすぎると、疲れやすくなる、居眠りしやすくなるなどの問題が起こることもあります。

■副交感神経は心身をリラックス状態に

休息時や睡眠時など、通常は夜に優位に働くのが副交感神経。ただしストレスフルな状態などが続くと、夜になっても交感神経の働きが高いままでリラックスできず、ぐっすりと眠れなくなってしまうことも。

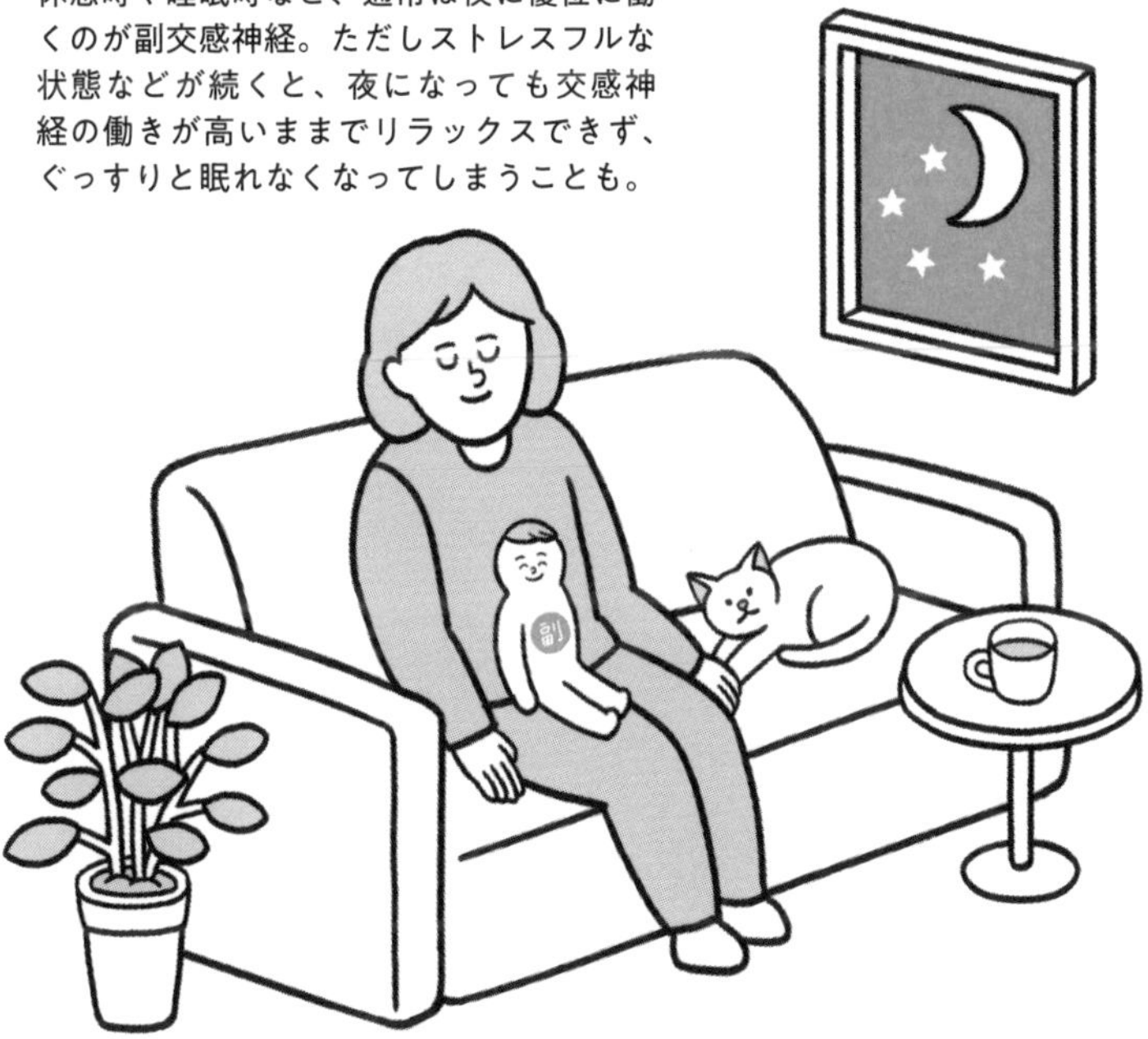

ポイント

副交感神経は心身をリラックスさせる「ブレーキ」の役割。優位になると免疫力も高まります。

現代人は自律神経が乱れやすいのですか？

自律神経の乱れは、通常は30～40代ぐらいから症状が出始める人が多いのですが、最近は**若年層の中にも不調を訴える人が出始めています。**

例えば、小学校高学年から中学生ぐらいにかけて多いと言われる「起立性調節障害（ＯＤ）」。朝、めまいがしてなかなか起き上がれず、なんとか家を出たものの、頭痛や腹痛で動けなくなってしまうようなケースです。もともと中学生の1割程度に見られる症状ではありましたが、最近はさらに増え、１００万人ほどいるとも言われています。

こうした、自律神経の乱れに関わりのある不調が幅広い年代に広がってきているのです。

中学生でも乱れやすい時代に

これまで見てきたように、交感神経と副交感神経が交互にバランスよく働くことで、人間の生命活動は維持されています。

ところが、現代ではそのバランスが崩れ、世代を問わず、さまざまな不調を招きやすい状況にあると言えます。

特に大きな要因としては、ＳＮＳの普及やスマホ依存による夜更かしなどが挙げられます。利便性を享受できる一方で、それによるストレスや体調不良などを感じる人が多く見られるようになってきました。

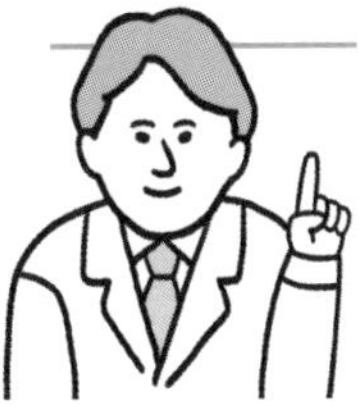

お答えしましょう!

ライフスタイルの変化とともに
中学生などの若年層にも
自律神経の乱れが出始めてきています。

■自律神経の乱れは若年層にも

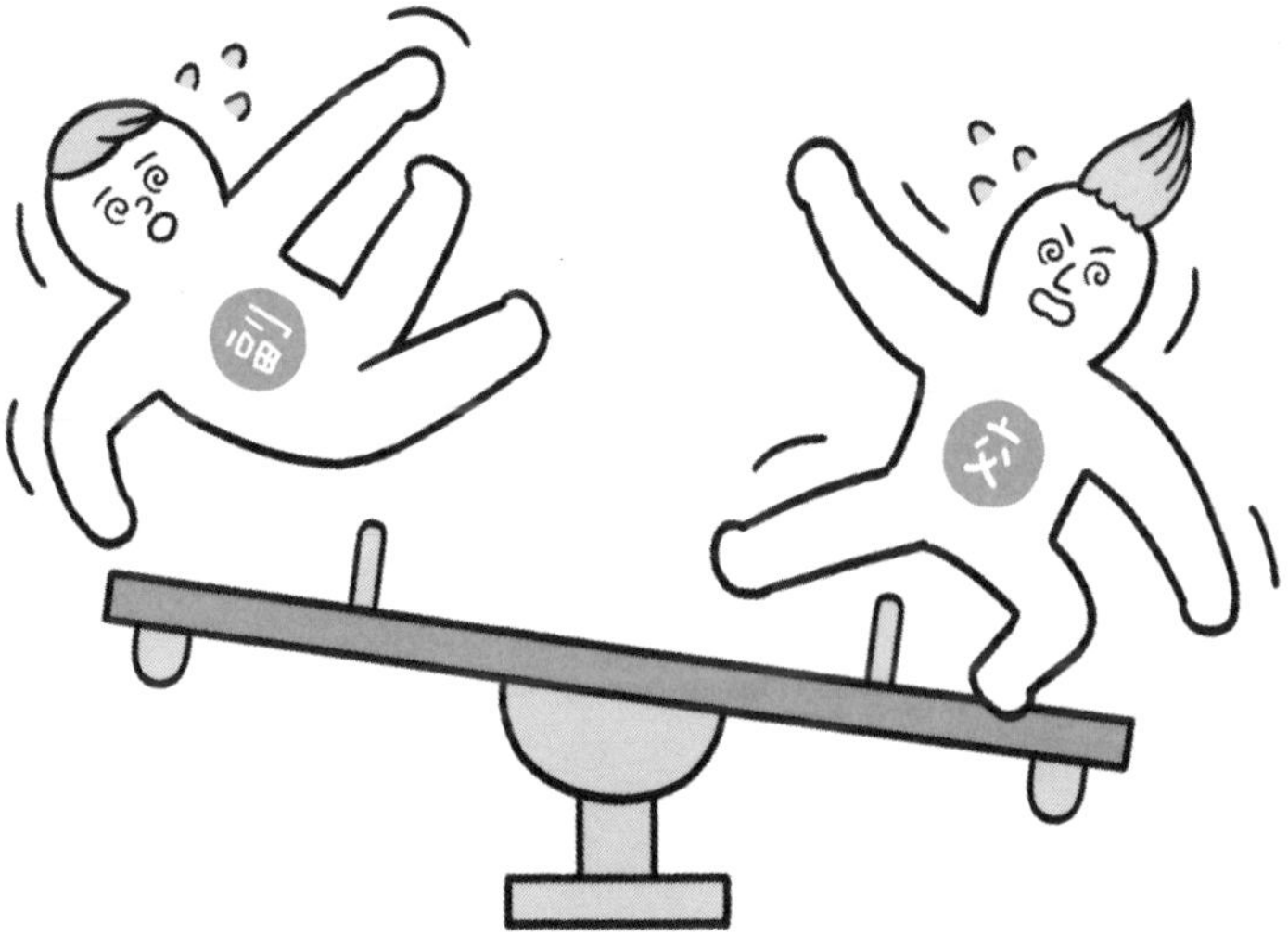

交感神経と副交感神経のバランスが乱れ、さまざまな不調が出始めるのは、一般的には30～40代ごろから。しかし近年では、小学校高学年から中学生にかけても自律神経の乱れが原因と見られる不調のケースが増えている。

ポイント

おもに中学生に見られる「起立性調節障害」は、現在では約100万人いるとも言われている。

自律神経が乱れるおもな原因は何ですか？

自律神経を乱す「3つ」の主因

交感神経と副交感神経のバランスを乱し、心身の不調を招く原因にはさまざまなものがありますが、中でも代表的なのが「**ストレス**」「**不規則な生活習慣**」「**加齢**」の3つです。

まずストレス。人間はストレスを受けると交感神経が優位になり、いわゆる「興奮状態」になります。生活環境や人間関係などで長期的にストレスを抱えると、交感神経の働きばかりが高いままになってしまいます。

不規則な生活習慣も同様です。本来なら寝るべき時間帯に夜更かしをしたり、多忙で睡眠不足の状態が続いたりすると、副交感神経の働きが高まる時間帯が短縮され、心身をしっかりと休めることが難しくなってきます。

そして、誰もが通る道なのが加齢です。一般的には男性は30代、女性は40代にさしかかったあたりから体力の衰えが始まり、同時に副交感神経の働きが低下することがデータでもわかっています。

このように3つの原因や年齢による自律神経の傾向をあらかじめ知っておけば、43ページからご紹介するような**おすすめの習慣などを取り入れつつ、自律神経のバランスを整えることができる**のです。

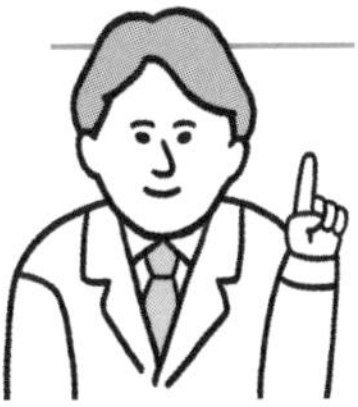

お答えしましょう！

自律神経を大きく乱す原因はおもに「ストレス」「不規則な生活習慣」「加齢」の3つです。

■自律神経が乱れるおもな原因

ストレス

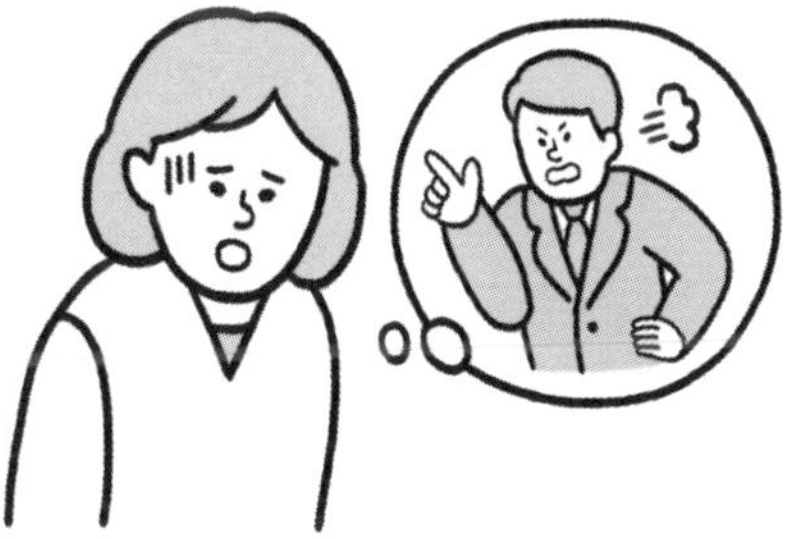

ストレスは大敵。心身が休まらず、交感神経が優位な状態が長く続いてしまうことに。

加　齢

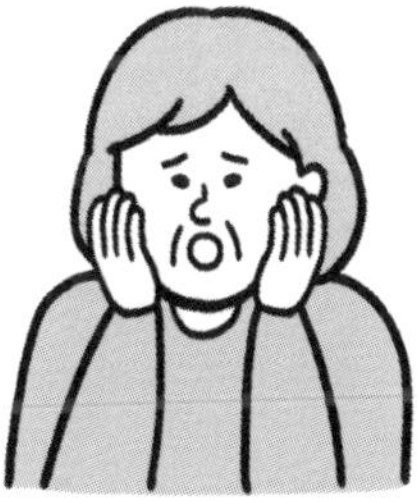

男性は30代、女性は40代あたりから加齢の影響で副交感神経の働きが弱まってしまうことも。

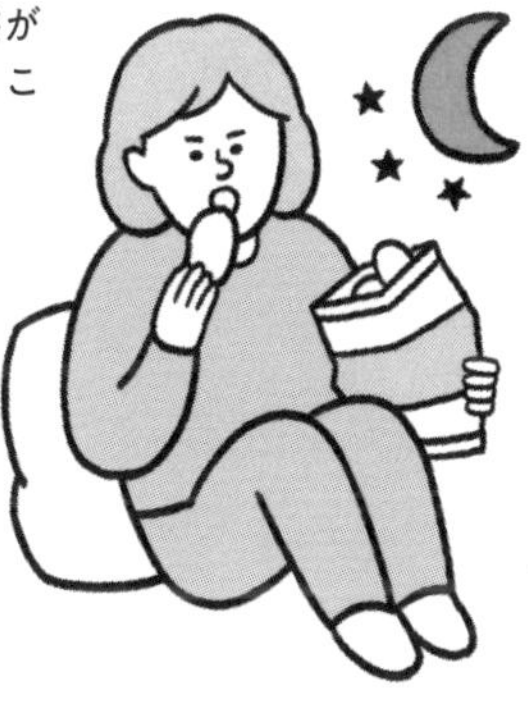

不規則な生活習慣

仕事が忙しかったり、スマホに夢中になったりすると、つい生活のリズムが崩れ、自律神経にも悪影響が。

ポイント

自律神経が乱れやすくなる原因を知っておくことで、日頃の生活習慣を早めに見直すきっかけにも。

自律神経が乱れるとどんな不調が起こりますか？

脳や内臓の機能が低下しメンタルの不調も

自律神経が乱れると、心身にはさまざまな不調が現れます。前ページでお話ししたようなさまざまな原因で交感神経の働きが過剰に高まり、**副交感神経の働きが低下すると血流が滞るため**です。

身体的な不調では、動悸《どうき》やめまい、倦怠感、肩こりなどのほか、内臓機能の低下に起因する便秘や下痢、胃の不快感など、現れる症状は多岐にわたります。

また、自律神経の乱れは体への影響にとどまりません。**メンタル面にもダメージを及ぼします。**

具体的な症状としては、イライラしやすくなる、集中力ややる気が低下する、不安な気持ちにさいなまれる、などといったものがあります。

自律神経の乱れが原因の不調は「自律神経失調症」と呼ばれますが、病院で詳しく検査をしても「どこも悪くない」などと言われることが多いものです。そしてなかなか根本的な解決につながらず、長期にわたり〝原因不明〟の不調に苦しむ人も少なくありません。

しかしこうした不調を軽く見ていると、さらに重篤な症状や病気につながり、**生命そのものに影響を及ぼすことにもなりかねない**のです。

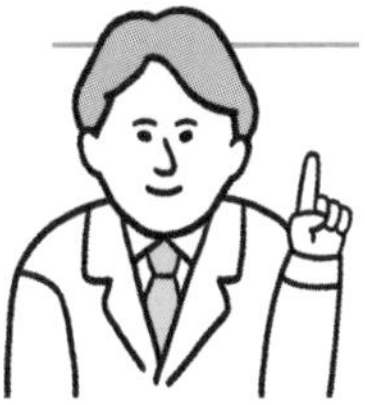

お答えしましょう!

**精神的にも肉体的にも
さまざまな不調を引き起こし
病院でも解決できないケースも多いです。**

■自律神経の乱れがさまざまな不調を招く

めまい

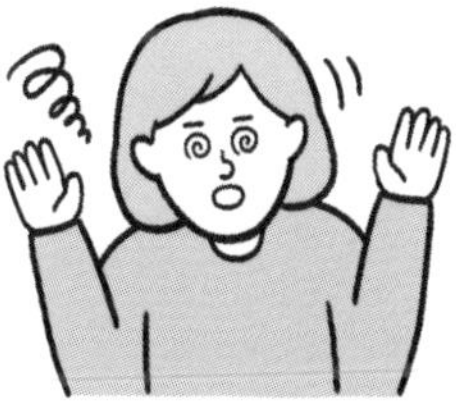

めまいは自律神経失調症でよく見られる症状。

動　悸

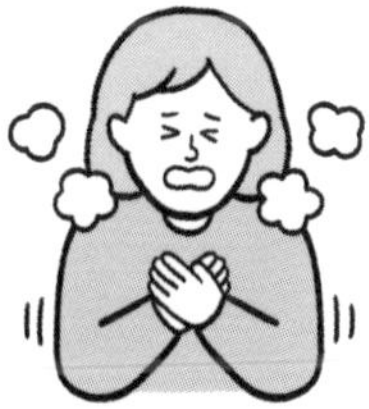

動悸や息切れで苦しさを感じる人も多い。

胃の不快感

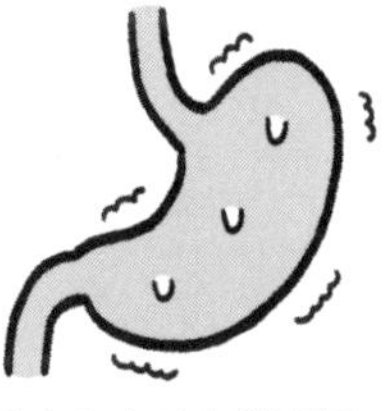

胃もたれしたり食欲不振になったりと、胃のコンディションへの悪影響も少なくない。

内臓機能の低下

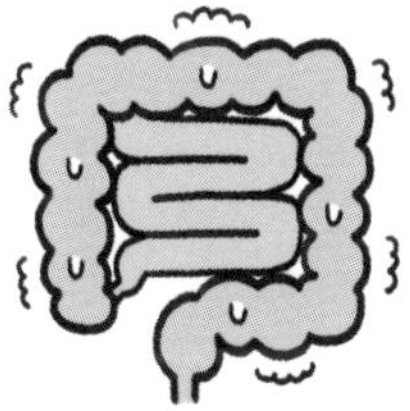

腸の働きが弱り、便秘や下痢を繰り返してしまうことも。

ここに注意!

「自律神経失調症」の症状を軽く見て放っておくと、精神疾患や自己免疫疾患など重大な病気につながることも。

自律神経失調症とうつ病はどう違うのですか？

うつ病は副交感神経が過剰に働いている

自律神経が乱れると、倦怠感にさいなまれたり、不安になったり、イライラしたりと、心身両面にマイナスな影響が出てきます。

メンタル面での不調が出てくると、自分は「うつ病」なのではないかと感じる方も多いかもしれません。しかし、自律神経失調症とうつ病とでは大きく異なります。

自律神経失調症は、**自律神経の乱れが原因と考えられる症状**を指し、体や心に異常が見られず病気ではない場合に用いられる名称です。

一方、うつ病は、**脳内の神経伝達物質の分泌異常によって起こる心の病気**です。自律神経が乱れたときに出る症状も出やすくなるため、自律神経失調症と一見混同しがちですが、両者は異なるものです。

自律神経失調症かどうかは、自律神経外来で診てもらえばすぐに判断することができます。

また、うつ病の場合は、副交感神経が過剰に優位になり、交感神経がほとんど働いていない状態になっていることがわかってきました。

つまり「ブレーキ」だけが効き、「アクセル」が機能していない状態になっているため、家から出るのも人に会うのも億劫《おっくう》になってしまうのです。

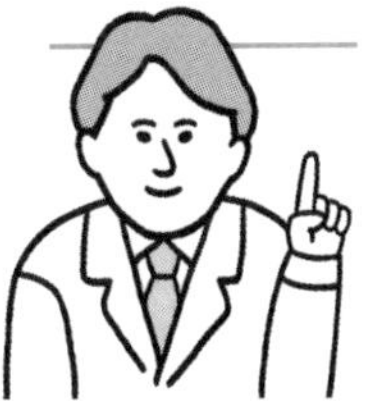

お答えしましょう!

自律神経失調症は検査をしても異常がなく、病気ではない場合の「症状」を指しますが、うつ病は心の「病気」です。

■自律神経のグラフで見る
自律神経失調症とうつ病の違い

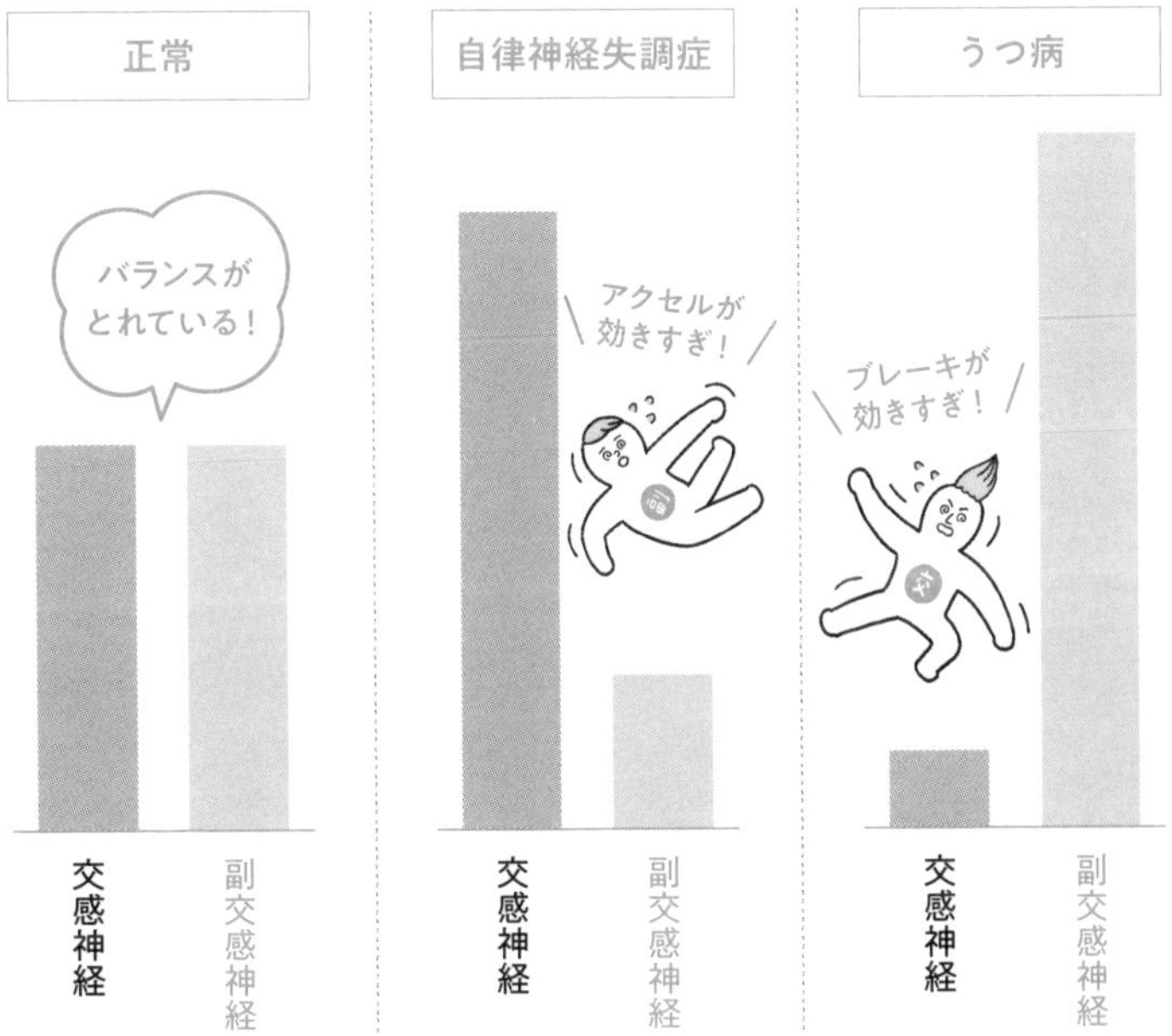

ここに注意!

自律神経失調症が長く続くと、うつ病につながる可能性もあるので気をつけたい。

自律神経の乱れは重い病気にもつながりますか？

「免疫系」が弱まり、がんの発症も

自律神経の乱れは、自律神経失調症を招くだけではありません。人間の体の中の「免疫系」と呼ばれるシステムの働きも悪くなってしまうおそれがあるのです。

免疫とは、ウイルスや細菌から体を守る仕組みで、これがきちんと機能することで、私たちの体は正常に保たれています。

免疫系の中でも大きな役割を担うのが「白血球」で、日々生まれる何千個ものがん細胞をやっつけてくれています。

白血球の中には「顆粒《かりゅう》球」と「リンパ球」と呼ばれるものなどがあり、前者は交感神経が優位なときに、後者は副交感神経が優位なときにそれぞれ増加する、という特性を持っています。**大切なのはこの両者のバランスが保たれていること**なのですが、自律神経が乱れて交感神経が優位になると、顆粒球が増え、本来なら殺す必要のない菌まで消してしまい、健康に悪影響が及んでしまうのです。

リンパ球が減りすぎると、がん細胞への攻撃力が弱まったり、風邪をひきやすくなったりといった弊害が出てきます。免疫力を常にベストな状態で機能させるためにも、自律神経が乱れないよう、日々気を配っておく必要があります。

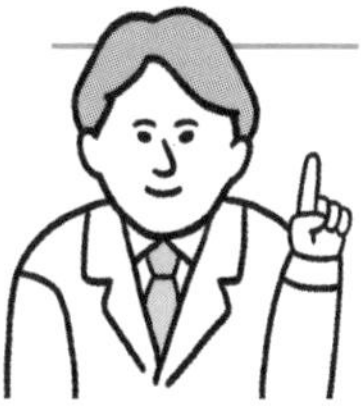

お答えしましょう!

自律神経が乱れると、
「白血球」の働きにも悪影響が及び、
がん細胞を撃退できなくなってしまいます。

■がん細胞もやっつけてくれる「白血球」の働き

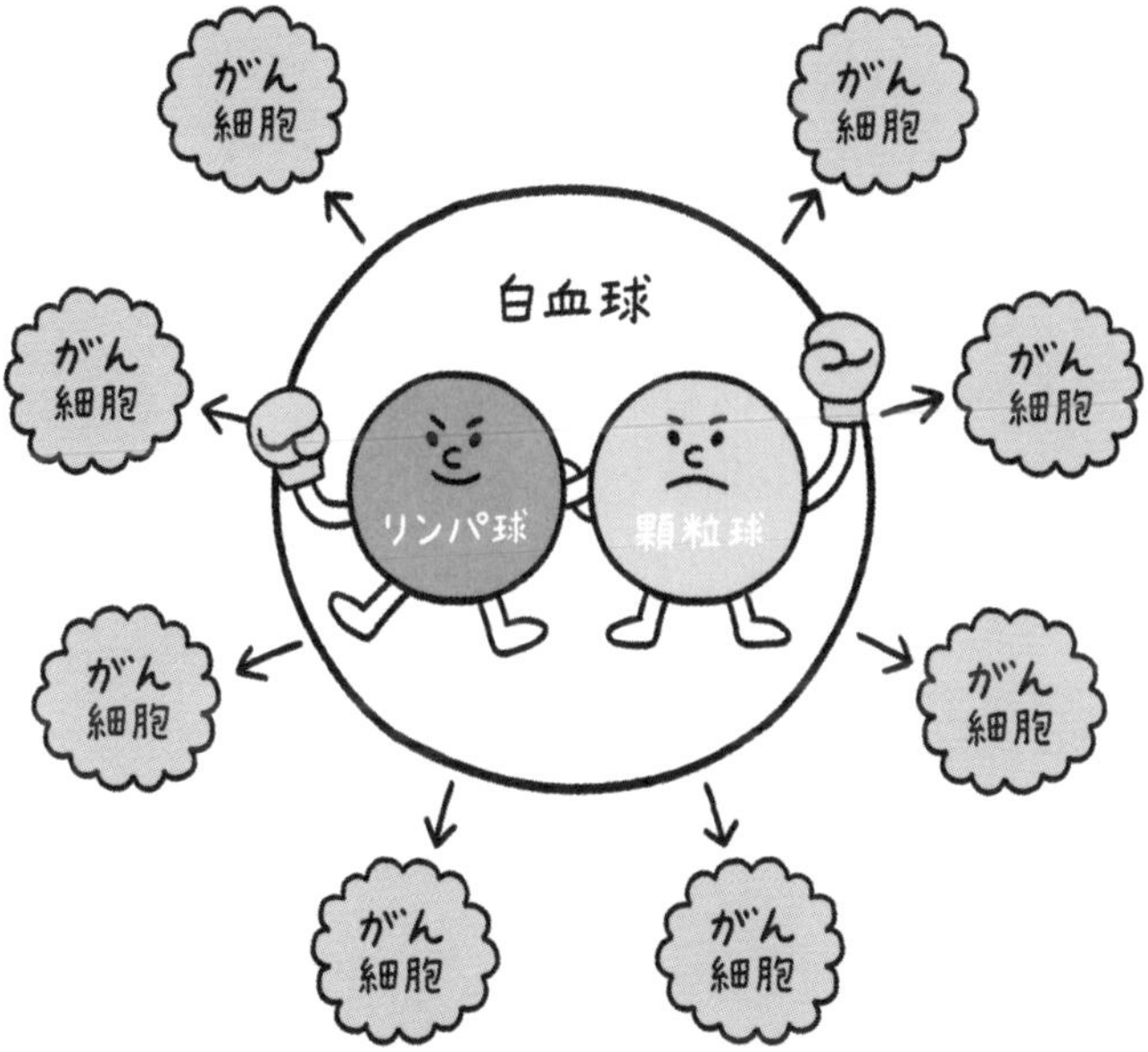

白血球の中の「顆粒球」と「リンパ球」は、自律神経が整うことで正常に機能し、がん細胞を撃退したり、風邪のウイルスを退治したりしてくれる。

ポイント

「免疫系」の重要な役割を果たす白血球は、自律神経が整うことでしっかり機能する。

更年期障害も自律神経と関係がありますか？

自律神経の乱れで更年期障害の重症化も

女性は40代後半あたりから、さまざまな不調に悩まされる人が多いようです。

おもに、体が急にほてったり発汗したりするホットフラッシュ、月経不順、動悸、疲労感、不安感などなど、心身においていろいろな症状が現れます。

これらの症状は「更年期障害」と呼ばれ、加齢に伴って「エストロゲン」という女性ホルモンの分泌量が徐々に減少し始めるために起こります。

しかし、更年期の女性のすべてに更年期障害が起こるわけではありません。中には、不調をほとんど感じない人もいるのです。

近年、ホットフラッシュや動悸、メンタルの不調といった、**更年期障害におけるさまざまな症状が、自律神経を整えることによって改善する**ことがわかってきました。実際に、更年期障害に悩む女性の自律神経を測定すると、副交感神経の働きが低く、自律神経失調症の状態になっているのです。

更年期障害の治療としてはホルモンの補充などが一般的ですが、薬の副作用もゼロではないため、まずは自律神経を整えることに注力してみましょう。

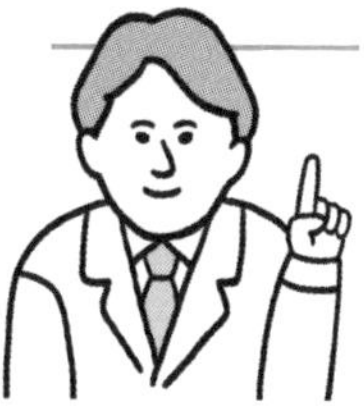

お答えしましょう!

更年期障害は
副交感神経の働きが弱まる
自律神経失調症の症状のひとつです。

■さまざまな不調に悩まされる女性の更年期障害

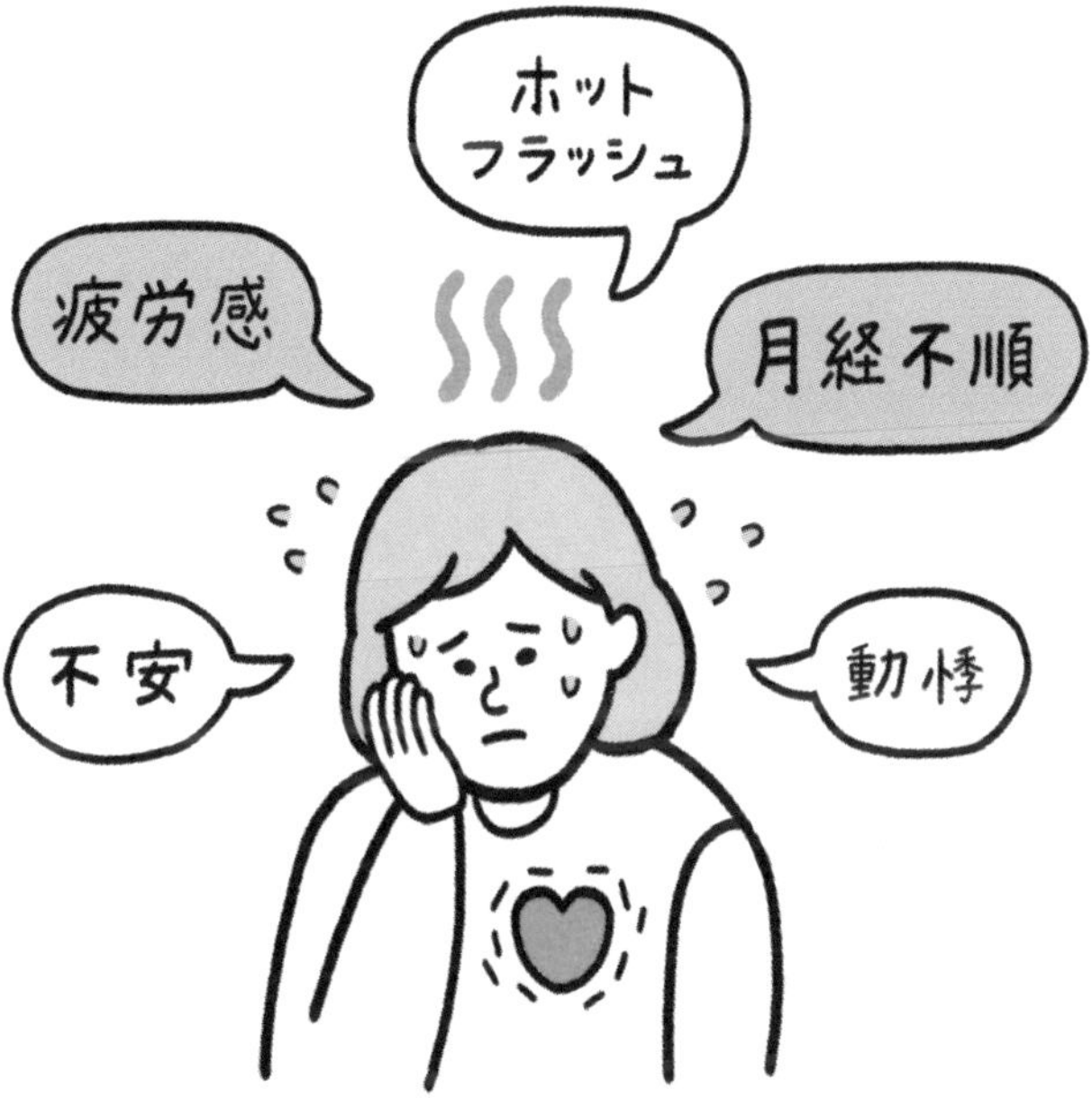

心身にさまざまな不調が現れ、休んでもなかなか改善しないケースも。自律神経を整えることで症状が緩和することも多い。

ポイント

ホルモンの補充は更年期障害の治療に有効だが、まずは自律神経の乱れの改善から意識してみよう。

10 男性にも更年期障害は起こるのですか？

40代以降は「テストステロン」が減少

「更年期障害」と言うと女性のみに起こるものと思われがちですが、じつはそうではありません。**男性にも起こるもの**なのです。

おもな症状には女性と同様に、若いころにはなかった疲労感やイライラ、睡眠障害のほか、精力の低下などが挙げられます。

しかしこうした症状を自覚しても、男性は女性に比べて我慢したり、「病院に行くほどでもない」とやり過ごしたりする人が少なくありません。これが、男性の更年期障害に対する認知度が低い理由のひとつと言えます。

男性の更年期障害も、原因はホルモンの減少と考えられています。男性ホルモンである「テストステロン」が40代あたりから減っていくのです。

こうしたホルモンバランスの乱れから起こる男性の不調にも、自律神経が大きく関わっています。症状を自覚しても、薬や栄養ドリンクを飲んだり、休日にゴロゴロと寝て過ごしたりしてその場しのぎのケアをしていたのでは、根本的な解決にはなりません。

自律神経の乱れを認識し、生活習慣やストレス環境を見直すといったことをまずは心がけてみましょう。

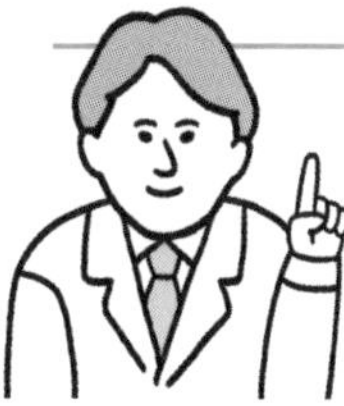

お答えしましょう!

男性にも更年期障害は起こります。不調を対症療法で抑え込むよりも自律神経の乱れを意識してみましょう。

■男性にも起こる更年期障害

疲れやすくなったり、心のコンディションが不安定になったりと、40代あたりから男性にも起こる更年期障害。男性ホルモンの減少がおもな原因だが、自律神経を整えていれば元気に過ごせることも多い。

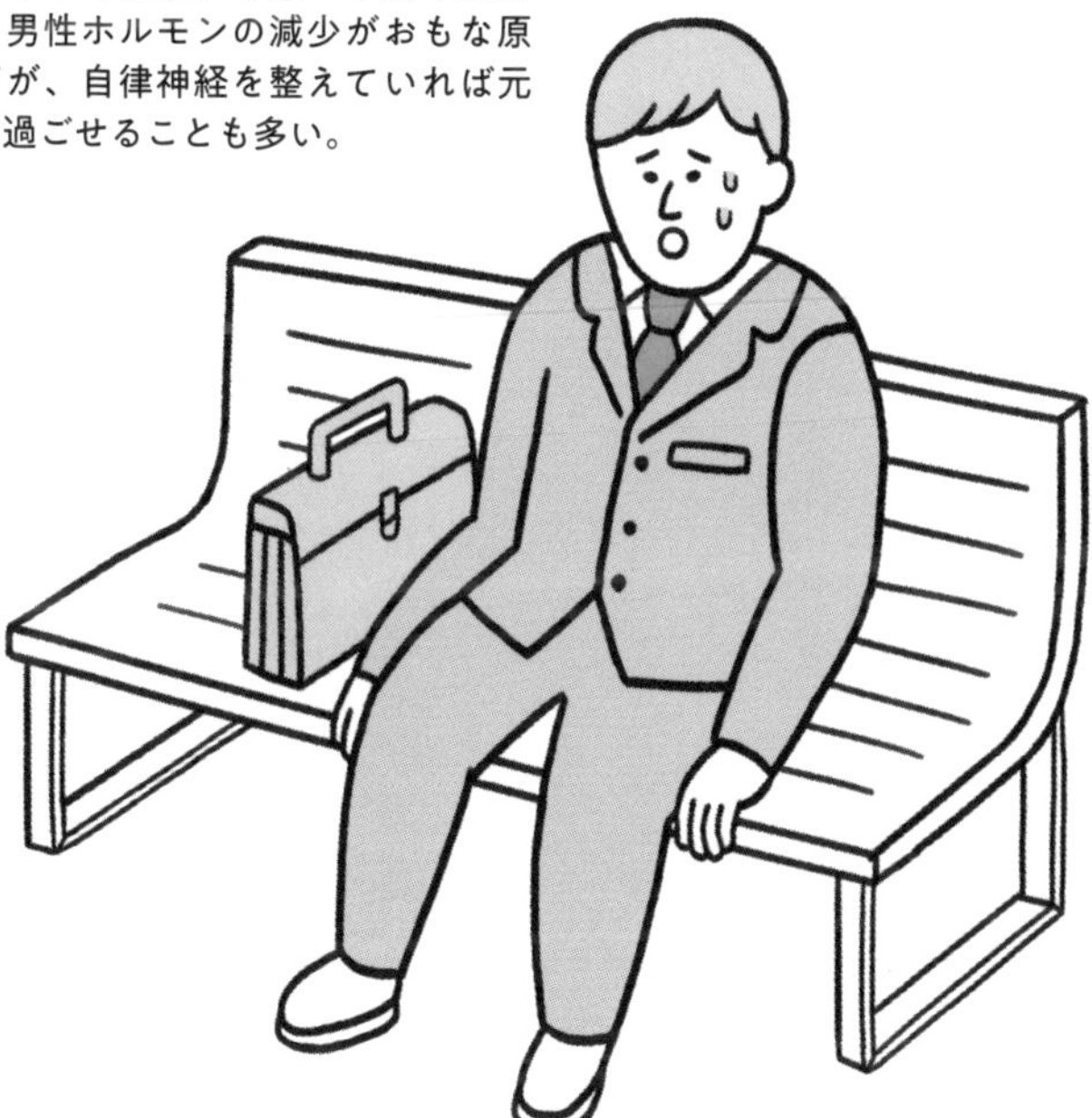

ポイント

更年期に不調を感じたら男性も無理をせず、自律神経に着目して根本的な体調改善を目指そう。

11 タバコを吸うと落ち着くのですが……

ニコチンが交感神経を過剰に刺激

イライラしたり、ストレスを感じたりしたときにタバコを吸うと落ち着き、リラックスできるという愛煙家の方も多いのではないでしょうか。しかし、それはリラックスできるような「気がする」だけで、**喫煙は自律神経を乱す原因のひとつ**でもあるのです。

タバコに含まれるニコチンには、交感神経を過剰に優位にし、心拍数を増やしたり、血管を収縮させたりする作用があります。

タバコを吸ったときに落ち着くような気がするのは、あくまでも**ニコチン依存の症状。**ニコチンが切れてイライラしているときにタバコを吸うと、ストレスが緩和されたような感覚になるというわけです。

ですから、喫煙を繰り返しているとリラックスできるどころか自律神経が乱れ、それによって内臓の働きが低下するという**悪循環から抜け出すことはできません。**肺がんなどのリスクもあるため、まさにタバコは〝百害あって一利なし〟の代表的なものなのです。

喫煙が毎日の習慣になってしまっている人は、禁煙外来などに相談しながら、無理なく禁煙を進めていけるよう、ぜひ検討してみてください。

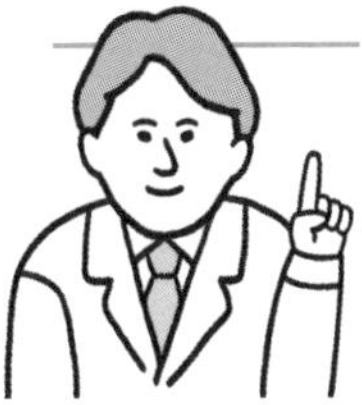

お答えしましょう！

タバコは交感神経を過剰に刺激し、
内臓の機能の低下や大病につながることも。
“落ち着く”のはニコチン依存の症状です。

■タバコは自律神経を乱してニコチン依存にも

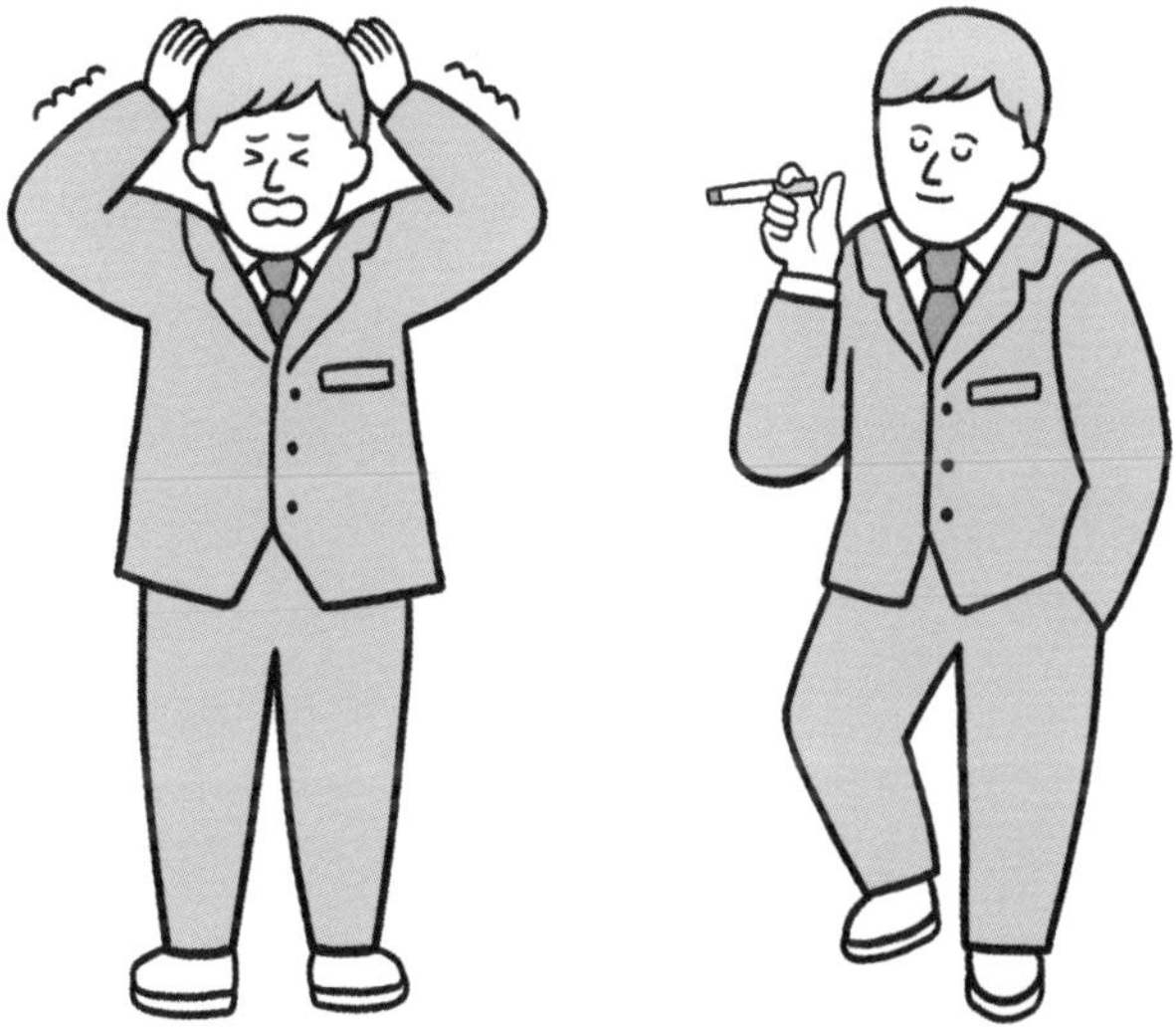

ニコチンへの依存度が高まると、タバコが吸えないとイライラしたり、集中力が切れて落ち着かなくなったりと“禁断症状”が出てくる。

タバコを吸うと落ち着くのは、欲していたニコチンが“補充”されたためであり、自律神経は乱れたまま。万病のもとにもなるため、極力禁煙を。

ここに注意！

タバコでイライラが収まっても、ストレスが根本的に解消されたわけではない。

column 1

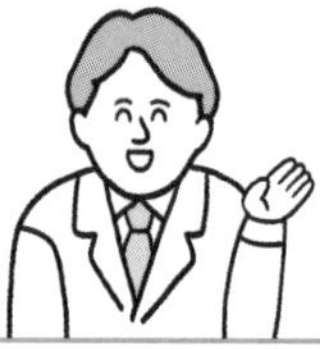

病院をあちこち変えるのはNG?

みなさんは定期検診に行ったり、病気の治療をしたりと、いろいろな場面で病院にかかることと思います。病院にかかる際に大切なポイントは「**定期的に同じ先生に診てもらうこと**」です。

ひとつの病気や症状でも「今日はA病院、来週はB病院」といったように複数の病院にかかると、その人のデータがあちこちに散ってしまうことに。すると、**小さな変化などを見落としてしまう可能性がある**のです。定期検診も、なるべく同じ先生に継続して診ていただくのが、早期発見・早期治療への近道になります。

もちろん、必要に応じてセカンドオピニオンなどをほかの先生に求めることはあるでしょう。しかし、基本としては「一貫して同じ先生に診てもらう」ことをおすすめします。

第 2 章

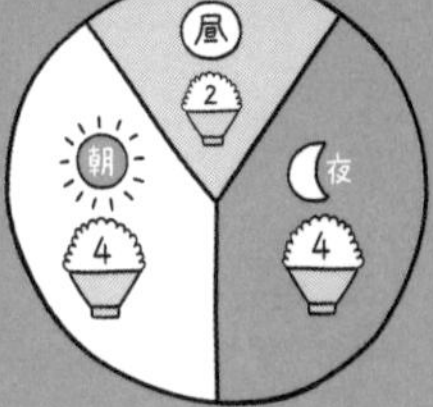

自律神経を整える毎日のおすすめ習慣は？

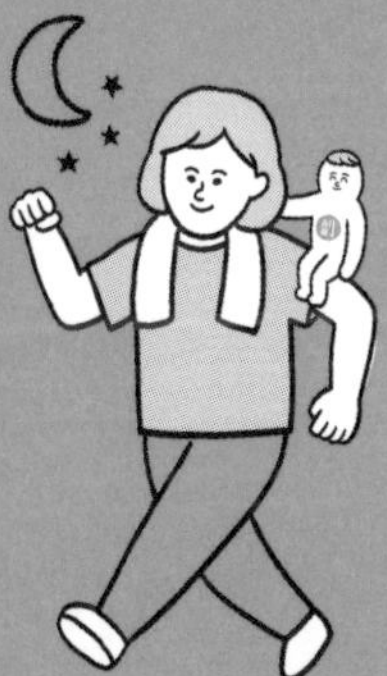

「自律神経を整えたいけれど、何から手をつけたらいいのかわからなくて……」そんな人も多いのでは。

ここでは、すぐに始められる運動から毎日続けたいおすすめの生活習慣まで、自律神経を元気に働かせるためのノウハウをご紹介。さっそく今日から取り入れてみましょう！

1 朝起きたら、まずは何をしたらいいですか？

カーテンを開けて思いきり日光浴を

1日の始まりをどう過ごすかは、自律神経を整えるうえでとても大切なポイントです。

朝は、睡眠中に優位だった副交感神経に代わって、交感神経が優位になるタイミングです。起きたら、まずは**カーテンを開けて朝日をしっかりと浴びましょう**。そうすることで交感神経がスムーズに働き始め、気持ちが前向きになり、モチベーションも自然とアップします。

起床に関して、もうひとつ心がけていただきたいのが「**30分早く起きること**」です。

朝はどうしてもバタバタしがちで、時間に追われて焦ったり、イライラしたりすることも少なくありません。しかし、これが自律神経を乱してしまう原因にもなるのです。ですから、30分余裕を持って早めに1日を始めてみましょう。時間に余裕ができると心にもゆとりができ、朝食を抜いたり外出の支度で忘れ物をしたりすることもなくなるので、いいことずくめです。

起床時に以上のようなことを習慣づけていくと、昼間に交感神経がしっかりと働いてエネルギッシュに動くことができ、パフォーマンスも上がります。夜になると副交感神経がきちんと優位になるため、自律神経がとても安定した1日を過ごすことができるのです。

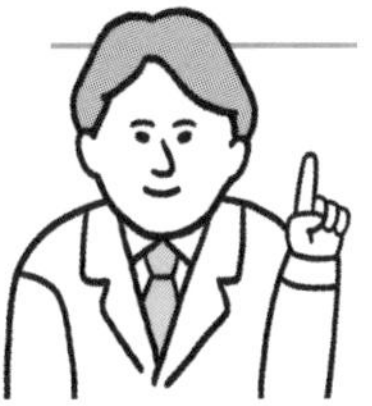

お答えしましょう!

いつもより30分早く起床し、カーテンを開けて朝日を浴びることで1日の自律神経が整います。

■起きたら朝日を思いきり浴びよう

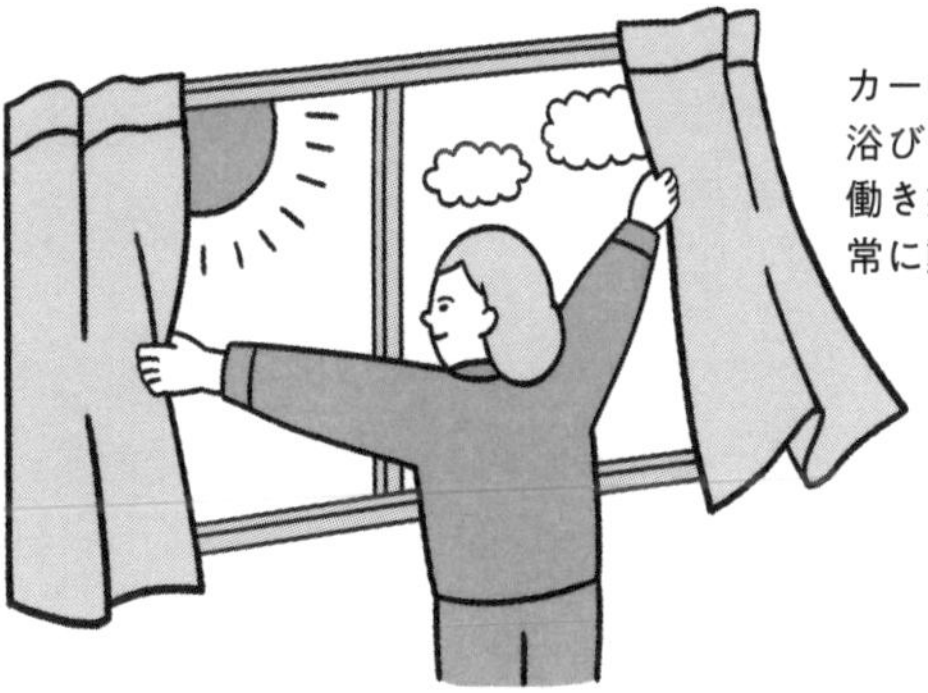

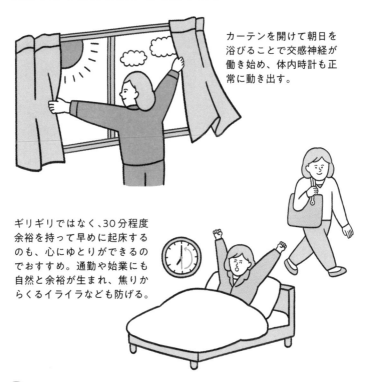

カーテンを開けて朝日を浴びることで交感神経が働き始め、体内時計も正常に動き出す。

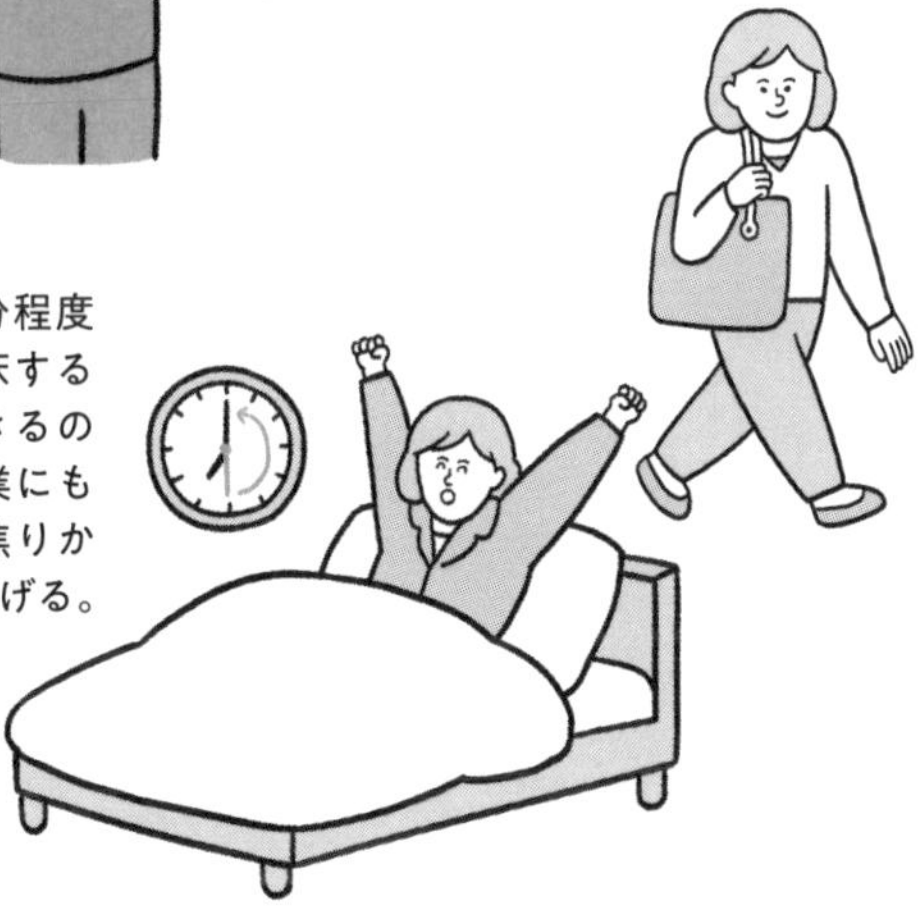

ギリギリではなく、30分程度余裕を持って早めに起床するのも、心にゆとりができるのでおすすめ。通勤や始業にも自然と余裕が生まれ、焦りからくるイライラなども防げる。

ポイント

自律神経の働きが副交感神経から交感神経に切り替わる朝の習慣から見直してみよう。

1日の始まりにおすすめの飲み物は？

まずはコップ1杯の水で自律神経を整える

朝起きたら、まずは**コップ1杯の水を飲みましょう**。人体の60％は水分でできていることからもわかるとおり、人間にとって水は生命を維持するために欠かせないものです。同時に、水は自律神経の働きにも非常に深く関わっているのです。

朝は、副交感神経が優位な状態から交感神経が優位な状態に切り替わるタイミング。ここで副交感神経の働きが急激に低下すると、イライラしがちになってしまいます。そこで水をコップ1杯飲むと、胃腸に適度な刺激を与え、副交感神経の下がりすぎを防いで自律神経のバランスを整えてくれるのです。

まず起きたら、軽くうがいをしましょう。睡眠中の口の中には雑菌も多くたまっていますから、それらを先に洗い流しておくことが大切です。

その後、**常温の水または白湯**をコップ1杯。キンキンに冷えた水を朝一番に急に飲むと、胃腸を冷やして内臓の不調を招いてしまう可能性もあるため、おすすめできません。そして、もうひとつ重要なポイントは、水を**「一気に」飲む**ことです。そうすると腸に適度な刺激を与えることができ、便秘の解消にもつながります。

お答えしましょう！

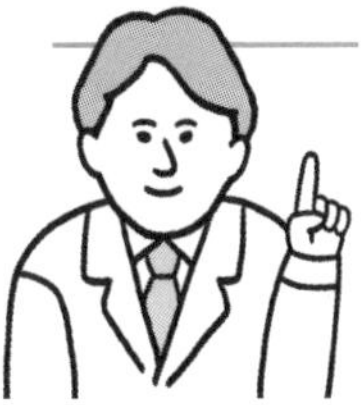

寝起きにコップ１杯の水を常温で飲むと胃腸が適度に刺激されて自律神経のバランスが整います。

■朝の「コップ1杯の水」が自律神経を整える

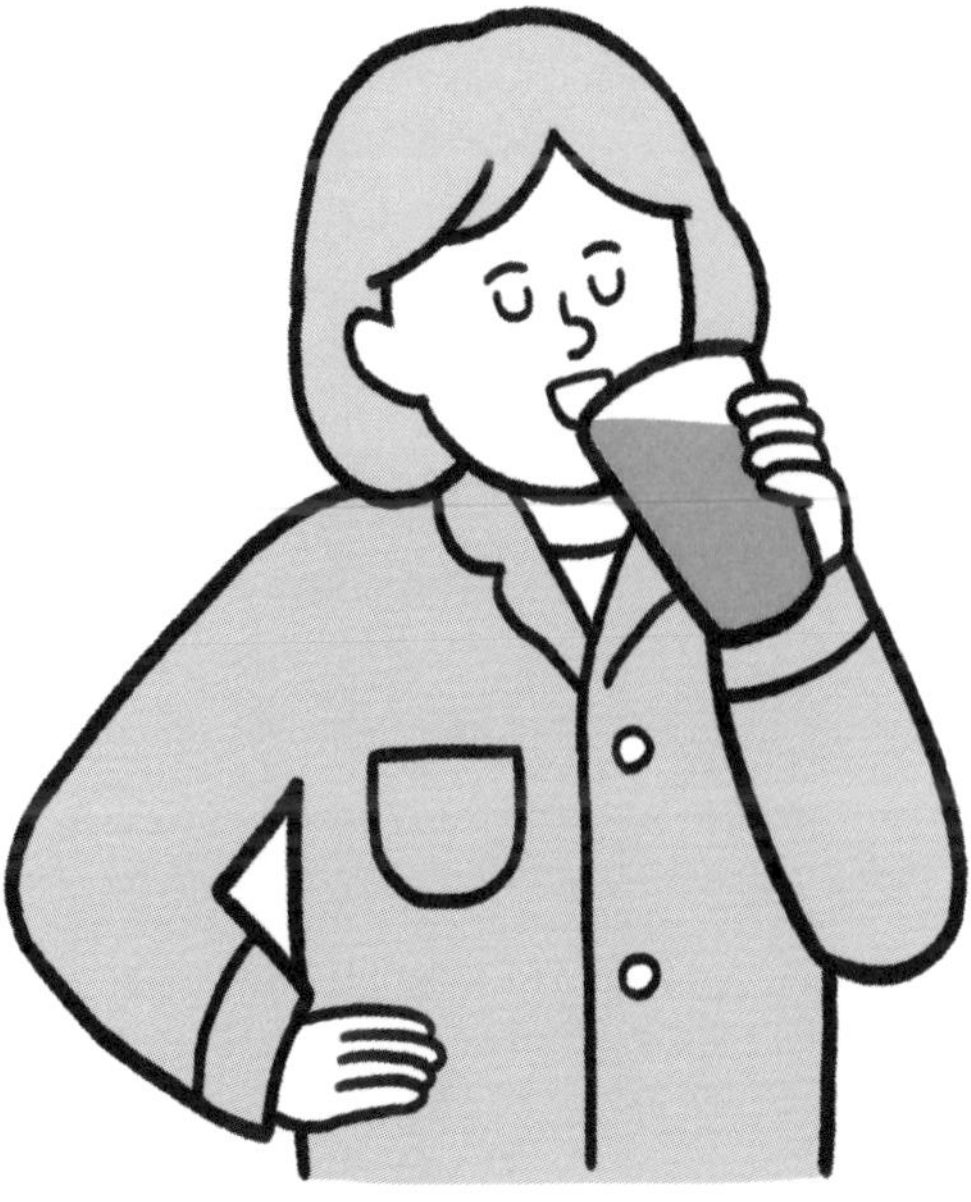

目覚めの水は常温で、できるだけ勢いよく飲むのがおすすめ。腸への適度な刺激になり、排便もスムーズに起こりやすい。

ポイント

朝の水は副交感神経の下がりすぎを抑え、イライラしやすいメンタル面にも効果的。

やっぱり1日3食摂ったほうがいいですか？

朝4、昼2、夜4の割合でバランスよく

やせたいから、時間がないからとつい朝食を抜いてしまう人は多いと思います。

しかし、自律神経を整え、健康を保つためには、きちんと1日3食摂ることをおすすめします。さらに、**3食の割合は、朝4・昼2・夜4**をおすすめします。

中でも、**もっとも重要なのが朝食**です。しっかりと朝食を摂ることで、睡眠中に休んでいた胃腸が動き出し、副交感神経の働きがスムーズになります。また、血流がよくなるため、体も温まります。

さらに、朝なら多少食べすぎても体がしっかりと代謝してくれるため、ごはんやボリュームのあるものを思いきり食べたい人にも朝食はおすすめです。

昼は軽めにすませましょう。朝食を抜いて、その分ランチのボリュームを増やそうとする人も多いようですが、あくまでも「朝にしっかり」摂ることが大切です。

夕食は、おいしいものをゆっくりと味わいましょう。そしてなるべく**21時前には食べ終える**のがベスト。難しい場合は、スープやうどんなどですませ、「夜2」ぐらいの軽めの割合になるように調整してみてください。

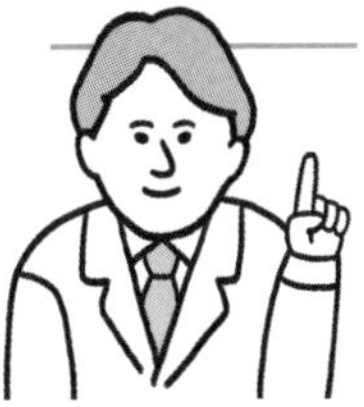

お答えしましょう！

規則的に3食摂るのがベスト。4:2:4の割合で食べることで自律神経が整い、快調な1日になります。

■3食は朝4：昼2：夜4の割合で

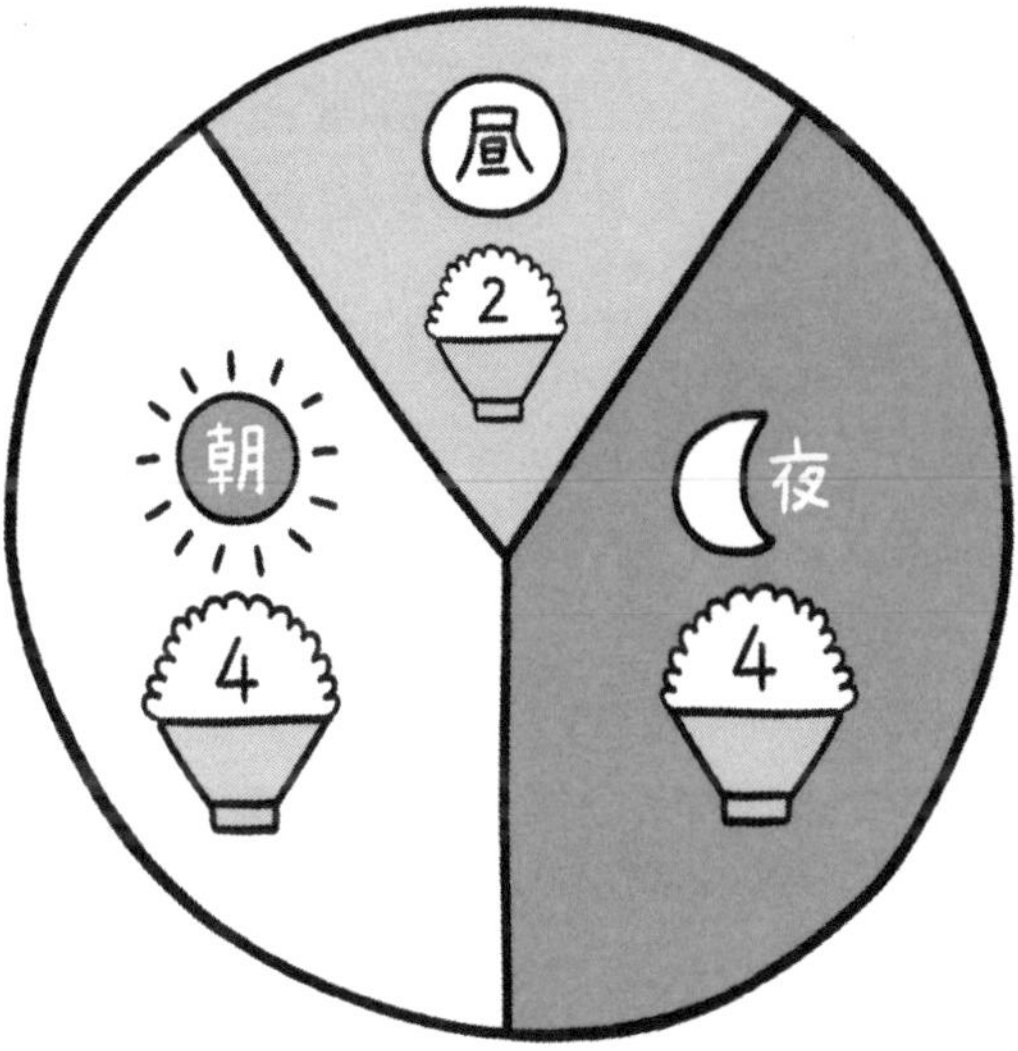

ごはんなどの炭水化物をしっかり摂りたいときは、朝がおすすめ。多少食べすぎても代謝でカバーできる。夜はゆっくりと好きなものを楽しみたいが、食事が21時以降になってしまう場合は軽めにして、朝4：昼2：夜2ぐらいの割合にするといい。

ここに注意！

朝食を抜き、その埋め合わせに昼食のボリュームを増やすのはNG。あくまでも朝に食べることが大切。

朝食におすすめの食べ物は何ですか？

みそ汁で腸を整えて不調改善を

3食の中でも、特に大切なのは朝食であるというお話をしました。では、朝にどんなものを摂るのがよいかと言うと、いちばんのおすすめは「**みそ汁**」です。

みそは古くから日本に伝わる発酵食品で、「スーパーフード」とも呼べるほど体にプラスの作用をもたらしてくれます。

みそには腸のコンディションを整えてくれる善玉菌にあたる乳酸菌が含まれています。したがって、みそを摂ることで**ストレスや不眠、肌荒れ、冷え性、便秘などの改善が期待できる**のです。

加えて、みそ汁がよいのは「温かい飲み物」であるという点です。**温かいものを摂ると胃腸を通る際に全身の血流を促し、それによって副交感神経の働きも高まります。**

朝は交感神経が急激に優位になりがちなタイミングでもあるため、ここで副交感神経の働きを高めに保つことで、朝に起こりがちなイライラも防ぐことができるのです。

左ページでは、私のおすすめする「長生きみそ汁」のつくり方をご紹介します。腸の善玉菌を増やすためにも、ぜひ取り入れてみてください。

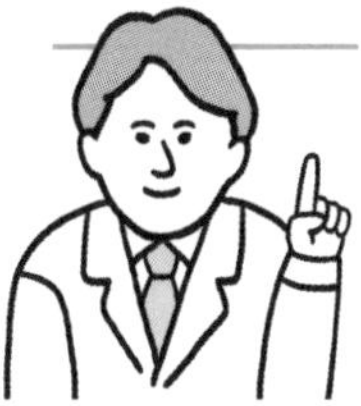

お答えしましょう！

**朝はできるだけみそ汁を。
副交感神経の働きを高めることができ、
腸の調子も整います。**

■おすすめの「長生きみそ汁」のつくり方（10杯分）

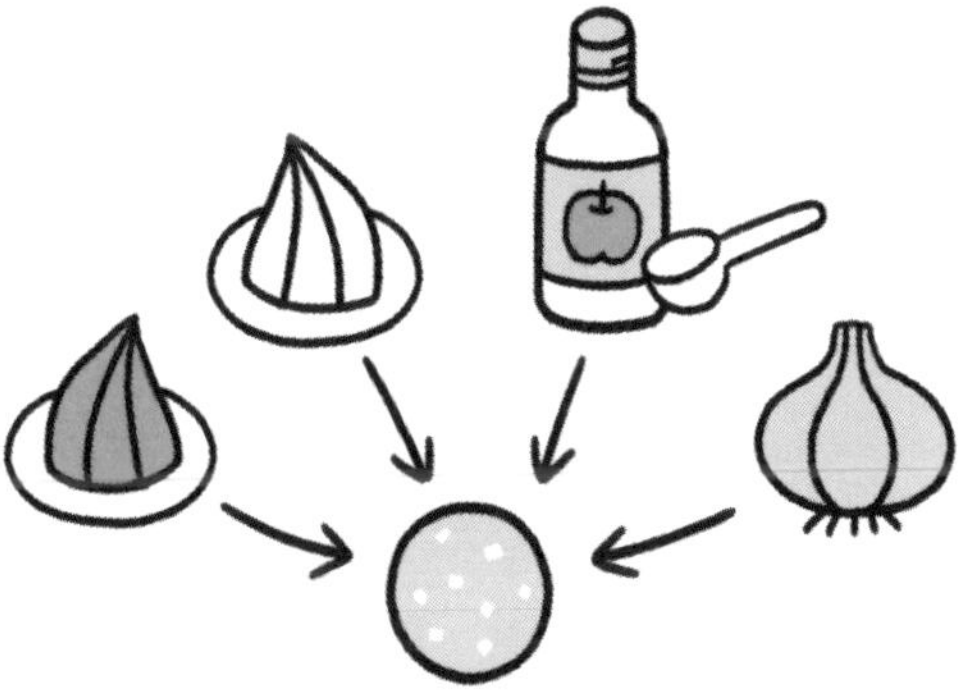

腸内環境を整える善玉菌がパワーアップする4つの食材をブレンド。

- リンゴ酢　大さじ1
- 玉ねぎ1個（すりおろす）
- 白みそ　80g
- 赤みそ　80g

1.
すべての材料を混ぜ合わせる。

※製氷皿などを使って10分割して冷凍しておくと、飲みたいときにすぐに使えて便利。

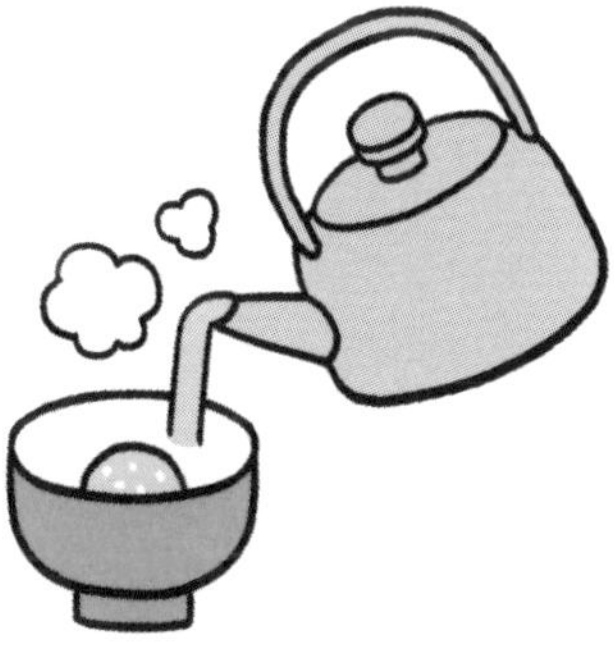

2.
10分割したうちのひとつにお湯を注いででき上がり。

※乾燥わかめや加熱した野菜、きのこ類などを具材に加えると、よりいっそう効果がアップ。

ポイント

みそは腸内環境を整えるスーパーフード。腸が元気になればさまざまな不調を改善できる。

自律神経を整える習慣

5

なかなか朝食をつくる時間が取れないのですが……

忙しく時間に追われているときは**「手づくりの料理」にこだわりすぎず、コンビニなどを利用して**効率よく朝食を摂るスタイルを取り入れてみましょう。

コンビニなどで手に入りやすい朝食としては、**バナナやヨーグルト、おにぎり、ゆで卵**などがおすすめです。

バナナやヨーグルトは腸内環境を整えてくれますし、おにぎりや、ゆで卵は腹持ちがよく、ランチタイムまでしっかり働けるだけのエネルギーも得られます。自宅でみそ汁を飲めなかった場合は、フリーズドライタイプのみそ汁を活用するのもいいでしょう。

忙しいときは無理せずコンビニの利用を

朝食は、ごはんにみそ汁、納豆や焼き魚といった献立を自分で用意できればベストですが、忙しい毎日を送っていると、なかなかそうもいかない人は多いことでしょう。「今日も朝食をきちんとつくれなかった……」といつも反省しながら過ごす人も少なくないかもしれません。

それでも、「時間がないから朝食を抜く」ことは極力避けたいものです。朝食を抜くと自律神経が乱れ、1日中コンディションがすっきりしないまま過ごすことになりかねません。

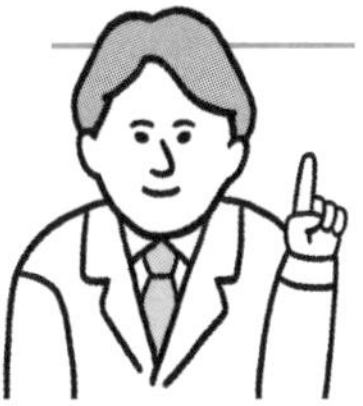

お答えしましょう!

時間がなくても「朝食抜き」はNG。
バナナやおにぎり、ゆで卵など
コンビニで調達できるものを活用しましょう。

■時間がないときはコンビニを利用しよう

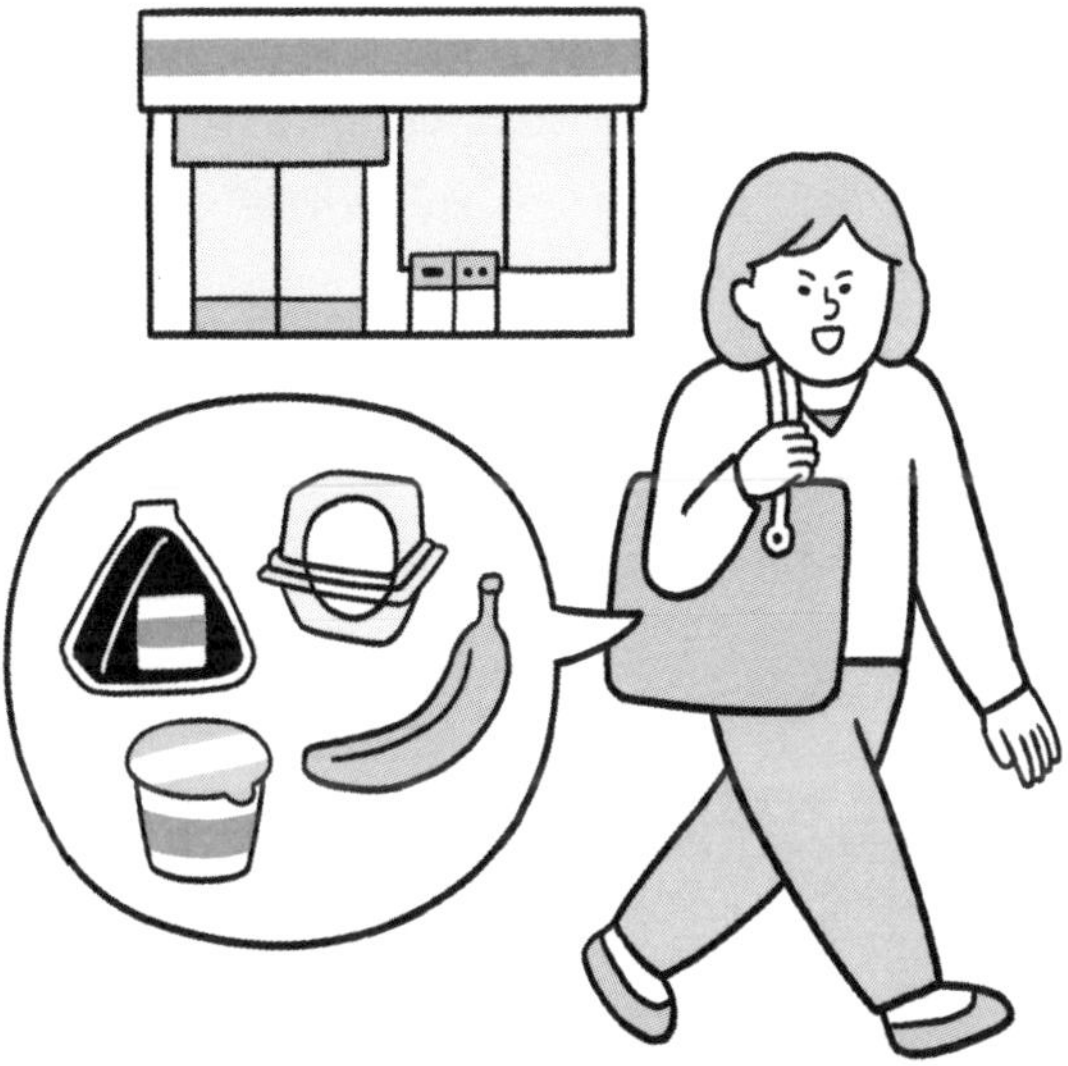

忙しいときには、バナナやヨーグルト、おにぎり、ゆで卵などを調達しよう。多少食べすぎてカロリーオーバーになってしまっても、朝食ならさほど心配はない。体や自律神経のコンディション面から考えれば、朝食を抜いてしまうデメリットのほうが大きい。

ポイント

「朝食抜き」は不調を招くもと。コンビニで手軽に買えるメニューを活用しよう。

ランチはどんな食事がおすすめですか？

食べたいものをゆっくりと楽しんで

仕事や育児で忙しいと、昼食をつい抜いてしまったり、簡単にすませたりしがちです。しかし、自律神経を整えて健康的な毎日を送るためには、食事は3食きちんと摂ることが基本。朝4・昼2・夜4のバランスに沿って、昼食もほどよい量を欠かさず摂るように心がけたいものです。

昼食の基本は、まずは**おいしいものをゆっくりと楽しんで食べる**こと。これは昼食に限ったことではありませんが、限られた時間でササッとすませてしまいがちな昼食では、特にこのことを意識してみましょう。ゆっくりとよく噛んで食べることで、自律神経を高いレベルで安定させることができます。

また「**好きなものを食べる**」ということも大切です。本当は食べたいものがあるのに、「健康のため」といった理由でさほど好きでもないものを食べると、それが知らず知らずのうちにストレスになって腸内環境を悪化させてしまいます。ストレスは思っている以上に体を蝕《むしば》みますから、極力排除しましょう。

こうしたことを心がけながら、自分が心からおいしいと思えるものを、**腹7分目を目処《めど》に味わってください。**

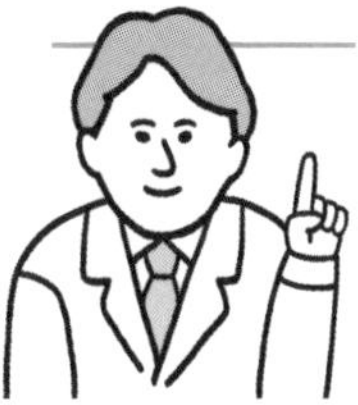

お答えしましょう！

「体にいいから」を理由に
好きではないものを食べるのではなく、
食べたいものをゆっくり味わいましょう。

■ランチは「自分が食べたいもの」を選ぼう

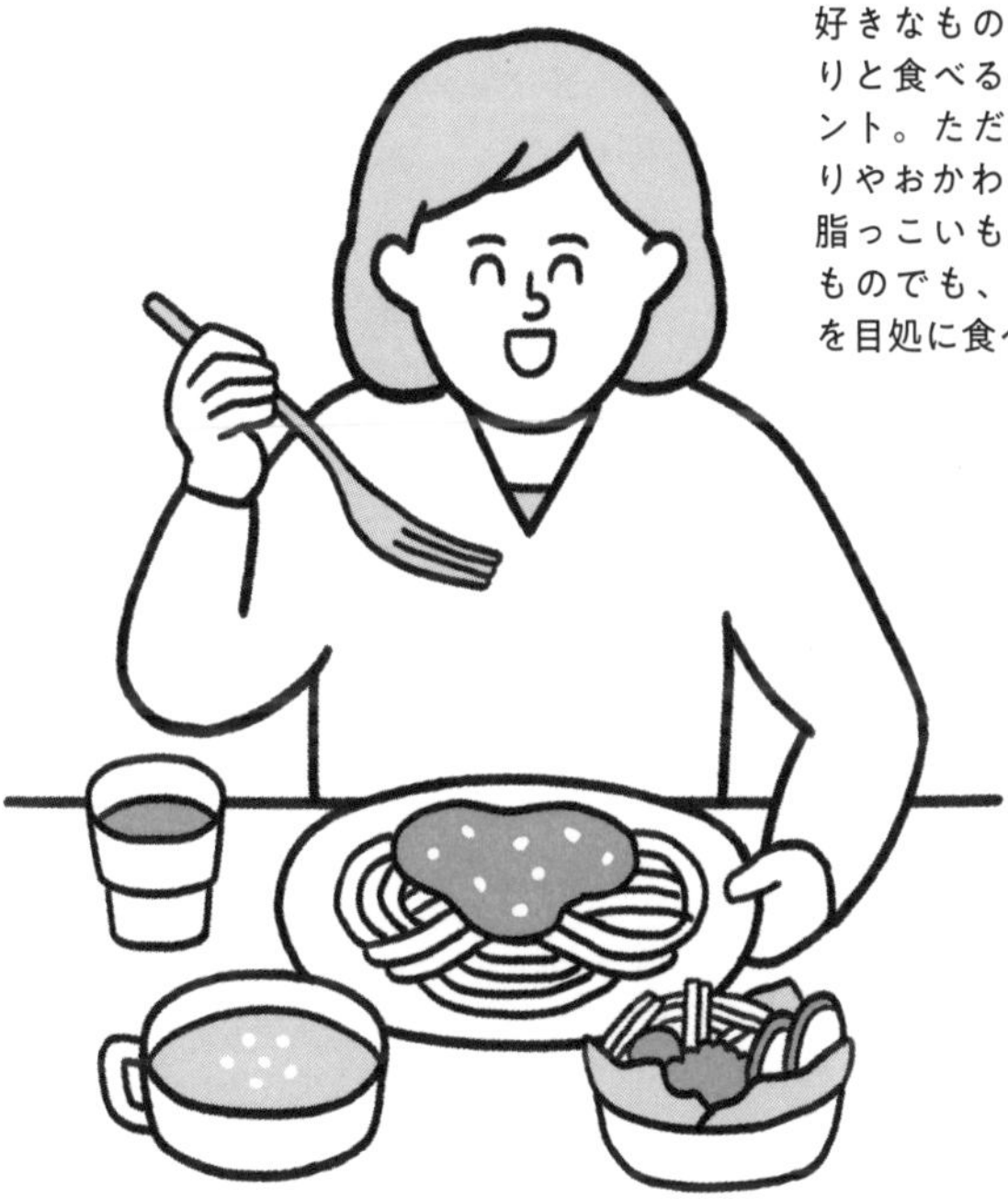

好きなものをゆっくりと食べるのがポイント。ただし、大盛りやおかわりはNG。脂っこいものや甘いものでも、腹7分目を目処に食べればOK。

ポイント

好きなものをゆっくりと味わうことを続けていれば、体が食事の適量を覚え、太りにくい体質に。

7 ランチのあと、眠くなってしまうのですが……

脳への血流不足を防ぐ食べ方を

「ランチをすませて午後の仕事を始めた途端、急に眠気が襲ってきて……」といった経験は誰にでもあるのではないでしょうか。

これは、食事中に交感神経が優位になっていた状態から一転、食後には副交感神経が優位になるために現れる現象です。また、食後は消化を促すために、消化器官に血流が集中。その分、脳への血流が不足し、頭が〝ぼーっ〟としてしまうのです。

しかしこうした現象は、昼食の摂り方に気をつけさえすれば、事前に防ぐことができるのです。ポイントは次の2つです。

まずひとつ目は**食前にコップ1～2杯の水を飲むことです**。すると腸が活発に動き出し、食事中も副交感神経を優位に保ってくれるため、食後の「交感神経→副交感神経の急激な切り替え」を防ぐことができます。

2つ目は、食べすぎずよく噛んで**「腹7分目」の量を心がける**ことです。よく噛むと食事中も徐々に副交感神経が優位になりますし、食事の量をほどほどに抑えておくと、食後の脳への血流不足も防ぐことができるのです。

こうしたことを意識すると、午後もすっきりとしたコンディションで活動できます。

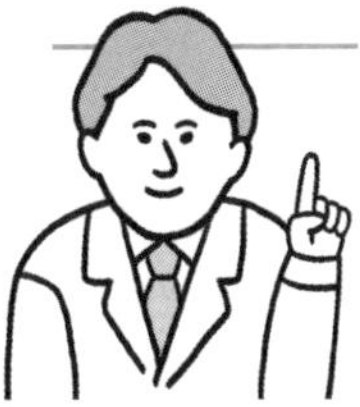

お答えしましょう!

食後は副交感神経が急激に優位に。
昼食の摂り方のポイントを押さえて
自律神経の「急転換」を防ぎましょう。

■ランチのあとは眠気でパフォーマンスが低下しがち

昼食後は副交感神経が一気に優位に。血流が消化器官に集中するため、脳への血流が不足して睡魔と戦うことに……。こうした現象は、食前にコップ1～２杯の水を飲んだり、腹7分目の量をよく噛んで食べたりすることで防ぐことができる。

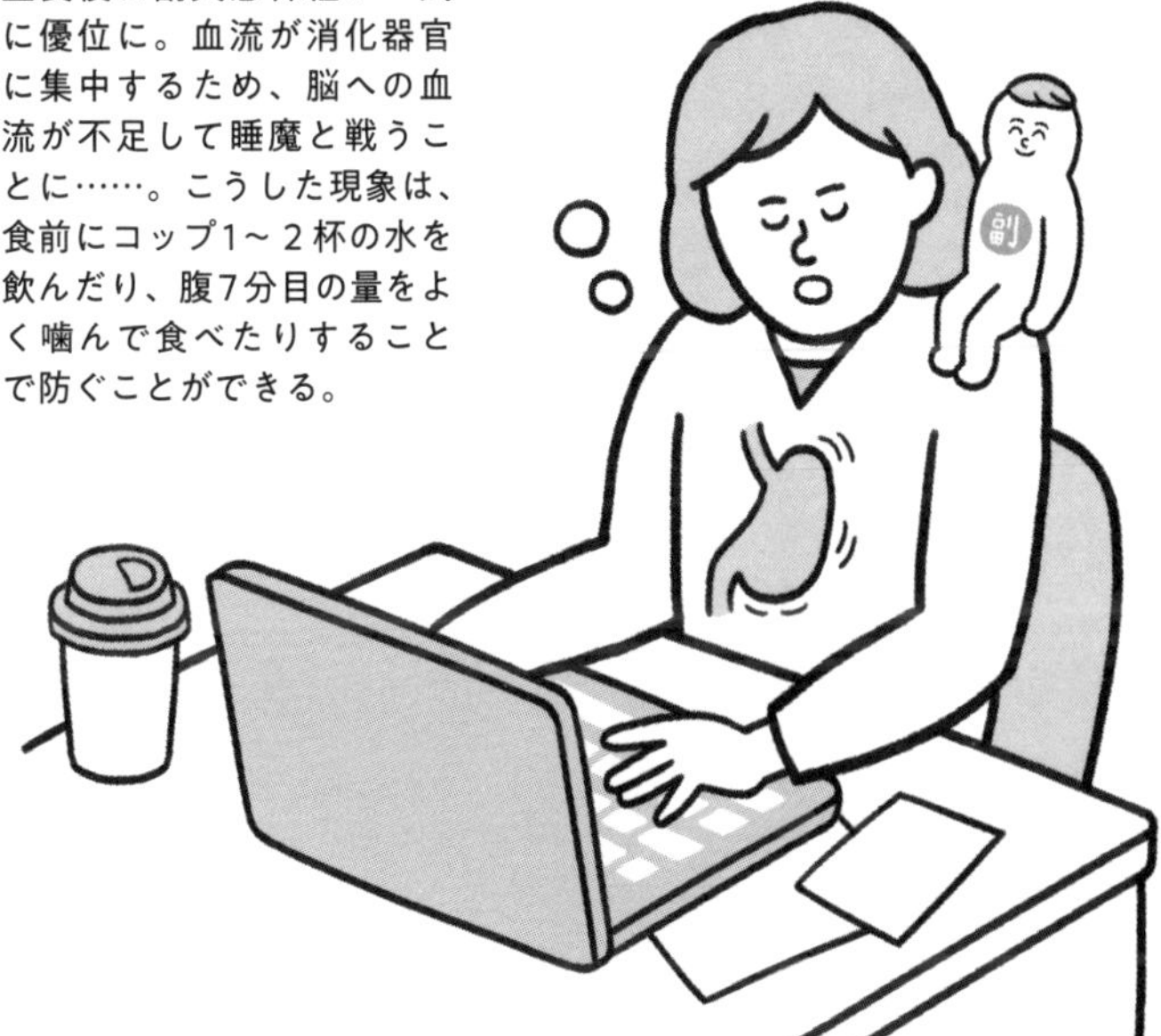

ポイント

昼食をお腹いっぱい食べたいときは、生野菜→たんぱく質→炭水化物の順に食べてみよう。

小腹が空いたら、間食してもいいですか？

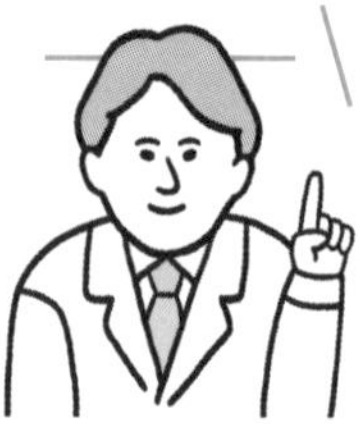

お答えしましょう！

間食は副交感神経を高めるので取り入れてOK。ナッツ類、ガムなどをいつも持ち歩くとよいでしょう。

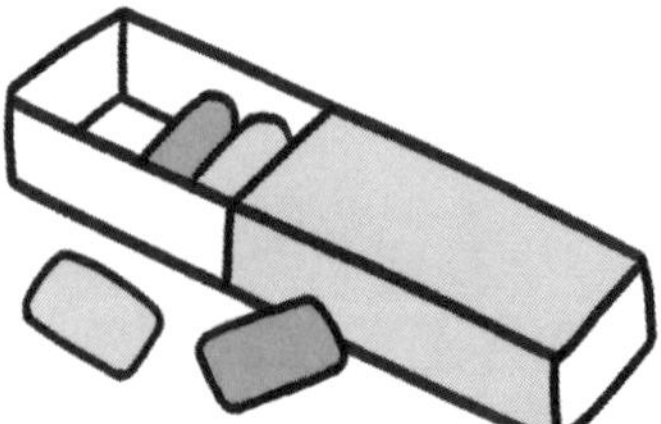

チョコレートやガムを仕事の合間に食べてコンディションアップを。

チョコレートは頼れる「完全栄養食」

規則的に3食摂っていても、仕事の合間に「小腹が空いた」などということもあるでしょう。

一般的に「間食はＮＧ」と思われがちですが、私はそんなに悪いこととは思っていません。**食事の合間に少しずつ食べることで副交感神経の働きが高まり、腸の働きがよりよくなる**のです。

間食にまずおすすめしたいのは、チョコレートです。チョコレートは甘く「太りやすい食べ物」の代表格のようなイメージがあるかもしれませんが、じつは栄養価の高い「**完全栄養食**」なのです。

チョコレートの主原料であるカカオには、抗酸化作用のあるカカオポリフェノールや、コレステロールを抑制するオレイン酸を含むカカオバターなどが含まれています。ほかにも、食物繊維やミネラル、マグネシウム、脳の疲労を癒しイライラを鎮《しず》めるテオブロミンなどの成分も豊富です。

また、**ビタミンやミネラルをたっぷり含むアーモンドやくるみなどのナッツ類もおすすめ**です。

ガムを噛んで脳を活性化

ガムも、副交感神経の働きが高まって自律神経が安定するのでおすすめです。ガムを噛むと脳への血流がよくなり、リラックス状態をつくる脳のアルファ波も増えることがわかっています。メジャーリーガーの選手がよくガムを噛んでいるのも、**脳を活性化させながら平常心を保つことができる**ためです。

みなさんも、仕事で緊張したりイライラしたりするときには、ガムを噛んでみてください。パフォーマンスがアップするはずです。

チェック！

ガムは万能選手？
歯周病予防にも効果的

ガムを噛むメリットは、脳の活性化だけではない。咀《そ》嚼《しゃく》によって、あごにある歯槽骨髄という場所の血流がよくなり、歯槽膿漏（歯周病）の予防にも役立つことがわかっている。歯周病はさまざまな病気の一因にもなりやすいため、ガムを活用したい。

コーヒーを毎日飲んでもいいですか？

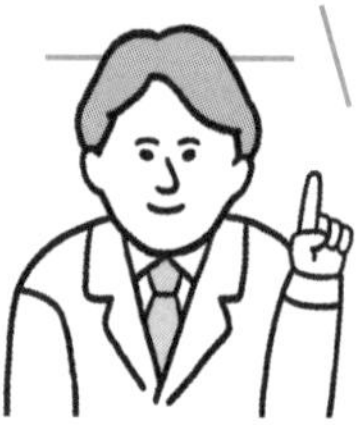

お答えしましょう！

**1日2～4杯のコーヒーは
自律神経の安定にもプラス。
ホットで楽しみましょう。**

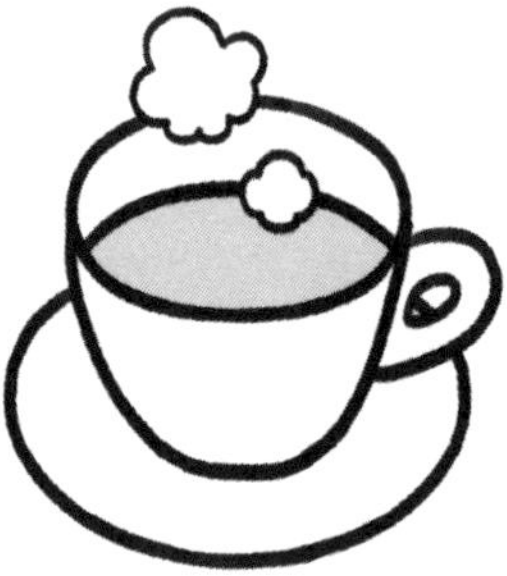

仕事の合間に飲むとリラックスできるコーヒー。適量のコーヒーは交感神経を安定させ、腸内環境の改善などにも役立つ。

気分をすっきりとさせ腸も元気に

コーヒーを飲みながらひと休み――。そんなひとときに安らぎを感じる人も多いのではないでしょうか。

毎日のコーヒーが習慣になると「カフェインの摂りすぎかな……」「体にはよくないかも」と心配になるかもしれません。しかしコーヒーには、じつは自律神経の安定にプラスに働く要素が数多くあるのです。

その代表的なものがカフェイン。**カフェインは交感神経を活性化し、気分をすっきりとさせてくれます。**眠気覚ましにコーヒーを飲むのも理にかなっているわけです。

また、コーヒーに含まれるポリフェノールの一種であるクロロゲン酸には、抗酸化作用や末梢血管を拡張させる作用があり、血流を促進してくれる効果があります。

加えて、コーヒーを飲むと大腸のぜん動運動の刺激になり、便秘の解消や腸内環境の改善にもつながるのです。

〝幸せホルモン〟の分泌量も増える

コーヒーには、もうひとつ大きな利点があります。それは、腸壁でつくられるセロトニンやドーパミンといった、いわゆる〝幸せホルモン〟の分泌量が増えることです。

これはハーバード大学の研究でも実証されています。コーヒーを日頃から愛飲する人にはうつ病患者が少なく、成人で1日2〜4杯飲む人は、男女ともに自殺のリスクが半減するという報告もあるのです。

飲むときには、**アイスよりも腸を温めるホットがおすすめ。1日2〜4杯までを目安**に、自分好みのおいしいコーヒーでホッとひと息つきましょう。


チェック!

飲みすぎや就寝前の摂取には注意！自律神経を乱すリスクも

コーヒーに健康効果があるといっても、飲みすぎはよくありません。カフェインの摂りすぎは自律神経のバランスを乱す可能性があります。また、良質な睡眠を得るためにも、寝る3時間前には飲むのを控えましょう。

自律神経を整える習慣

10

仕事の合間に少し体を動かしたいのですが……

スクワットはすぐにできて効果大

デスクワークで同じ姿勢を長時間とり続けていると、血流が悪くなり、さまざまな不調の原因にもなります。そこで、おすすめしたいのがスクワットです。

スクワットは道具を使わずいつでもすぐにおこなうことができる運動。自律神経のバランスを整えるためにも効果的で、その手軽さからは想像できないほどメリットが大きいのです。

下半身には体全体の6～7割の筋肉があると言われています。スクワットをおこなうことで**下半身のポンプ機能が促進され、全身にスムーズに血液が巡ります**。また、ゆったりとした呼吸を繰り返すことで副交感神経が活性化され、仕事中の**緊張感やイライラも緩和することができます**。

スクワットのやり方はかんたん。呼吸に合わせて4秒ずつ、腰の上げ下げをおこないます。上半身はまっすぐに保ちましょう。体が前傾すると肺が圧迫され、呼吸が浅くなってしまうので注意。膝の角度は60度ぐらいを目安に曲げますが、気持ちよいと感じられるところまでで十分です。

このスクワットを昼と夜に10回ずつやってみてください。

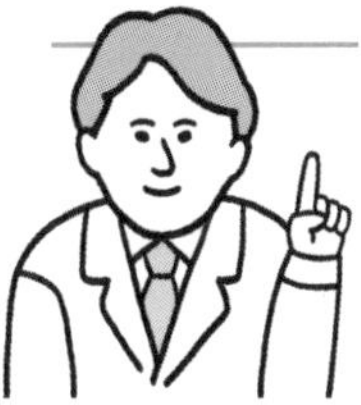

お答えしましょう!

**スクワットは血流を促進して
自律神経を整えるためにも効果的。
昼と夜に10回ずつ続けてみましょう。**

■おすすめのスクワットのやり方

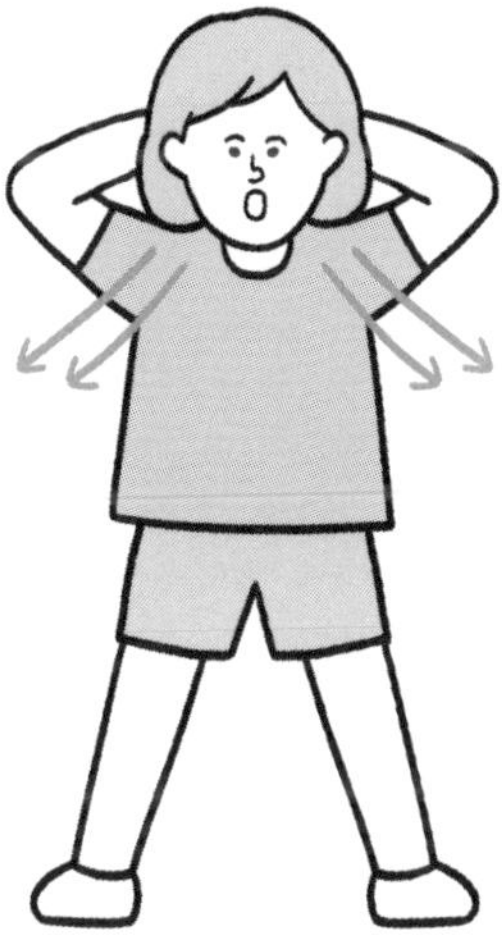

1

ゆっくりと息を吐きながら、4秒かけて腰を落とす。膝の角度は60度程度を目安に。無理せず、気持ちよく感じられる角度までおこなえばOK。

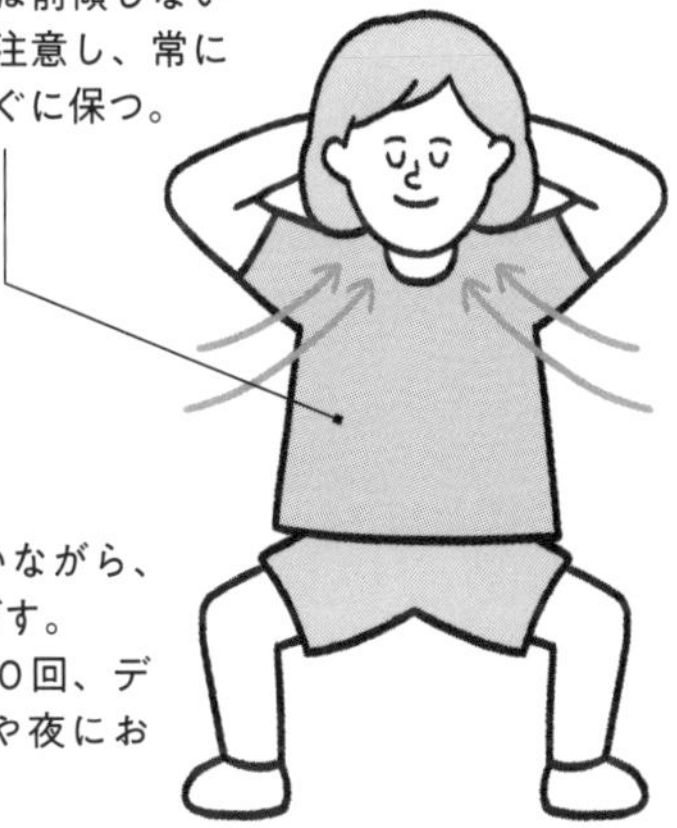
上半身は前傾しないように注意し、常にまっすぐに保つ。

2

ゆっくりと息を吸いながら、4秒かけて膝を伸ばす。
1→2のセットを10回、デスクワークの合間や夜におこなうとよい。

ここに注意!

スクワットは膝を90度以上曲げると膝を痛める原因にも。また、膝に痛みを感じたらすぐに中止を。

夕食後、すぐに寝るのはよくないですか？

胃腸の活動中に寝てしまうと不調に直結

忙しい毎日を送っていると、夕食の時間もつい遅くなりがちです。しかし夕食が遅くなると、さまざまな不調を招いてしまうため、注意が必要です。

夕食は、17時以降であれば早いほどよく、例えば23時に寝る人であれば、遅くとも20時には食べ終えていることが望ましいです。また、食べたものが小腸を通り過ぎるまでには5時間かかるため、**昼食との間は5時間以上空けると胃腸への負担が少なくてすみます**。

食後の3時間は、消化のために胃腸が活発に動いて副交感神経が優位に働く時間帯で、いわば〝**腸のゴールデンタイム**〟です。この時間帯が就寝時間と重なってしまうと、食事で上昇した血糖値が下がりきらずに脂肪となって蓄積されてしまうことも。「食べてすぐに寝ると太る」と言われる所以《ゆえん》です。

また、食後すぐは副交感神経が働き始める時間帯とはいえ、交感神経の働きもまだ高め。このタイミングで寝てしまうと良質な睡眠を得られず、疲労も残ってしまいます。

夕食はなるべく早い時間に摂ることを心がけ、就寝までに腸を働かせ、入浴やストレッチでリラックスして過ごしましょう。

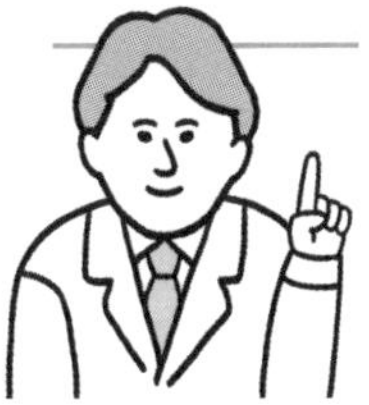

お答えしましょう！

食後の3時間は“腸のゴールデンタイム”。食べてすぐに寝ると不調を招きやすいため、なるべく早めの夕食を習慣づけましょう。

■食後すぐに寝ると不調のもとに

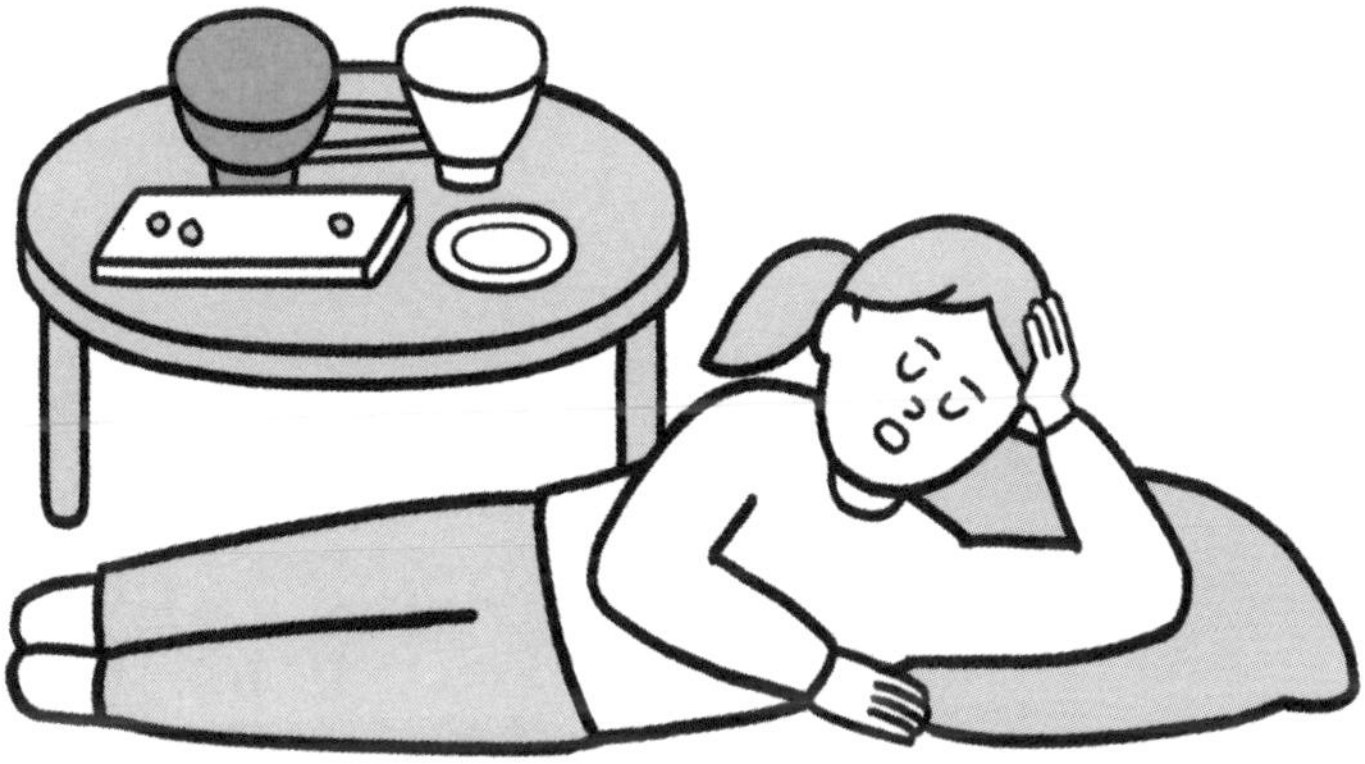

夕食から就寝までの時間が短いと睡眠の質が下がってしまう。さらに、自律神経が乱れ、腸内環境も悪化するため、さまざまな不調を招くことに。

ここに注意！

食べてすぐに横になると胃酸が食道に逆流し、「逆流性食道炎」になってしまう危険性も。

自律神経を整える習慣

12

夕食にはどんなものがおすすめですか？

温かいもので1日の疲れを癒して

1日の終わりを締めくくる夕食では、自分の好きなものをゆっくりと味わうことが大切ですが、できれば自律神経を整えてくれるメニューを選びたいものです。

重要なポイントは**「温かいもの」を食べること**。特に仕事での疲れやストレスを感じているときには、**みそ汁やスープ、鍋もの**といった料理を摂りましょう。温かいものを口にするとホッとして、心身が癒されるはずです。明日への活力になるような献立が理想的です。

温かい料理や飲み物は心が癒されるだけでなく、胃腸の血流も促進してくれます。すると次第に副交感神経の働きも高まり、1日のストレスなどで乱れた自律神経を整えて安定させることができるのです。

しかし「夏場はどうしても温かいものを受け付けなくて……」という人も多いでしょう。**冷たいものを食べる場合には、酢やレモン、梅干しといった酸味、もしくは良質なオイルを少しプラス**していただきましょう。

酸味のあるものはその刺激に胃腸が反応し、副交感神経の働きが活発に。また、良質なオリーブオイルなどは便通をよくする効果があり、腸内環境の改善にも一役買ってくれます。

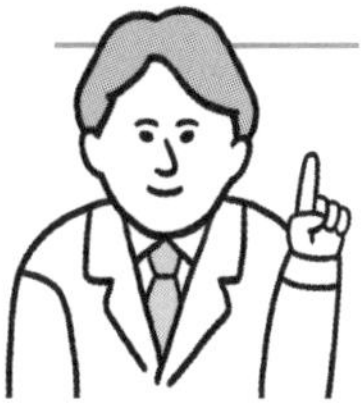

お答えしましょう!

**夕食には温かいものを食べて
その日の自律神経の乱れを整えましょう。
冷たい食べ物には酸味などをプラスして。**

■夕食には温かいものを食べよう

1日の疲れを癒して翌日への活力を取り戻すためには温かい食べ物や飲み物を。副交感神経が働き、胃腸の動きも活発にしてくれる。

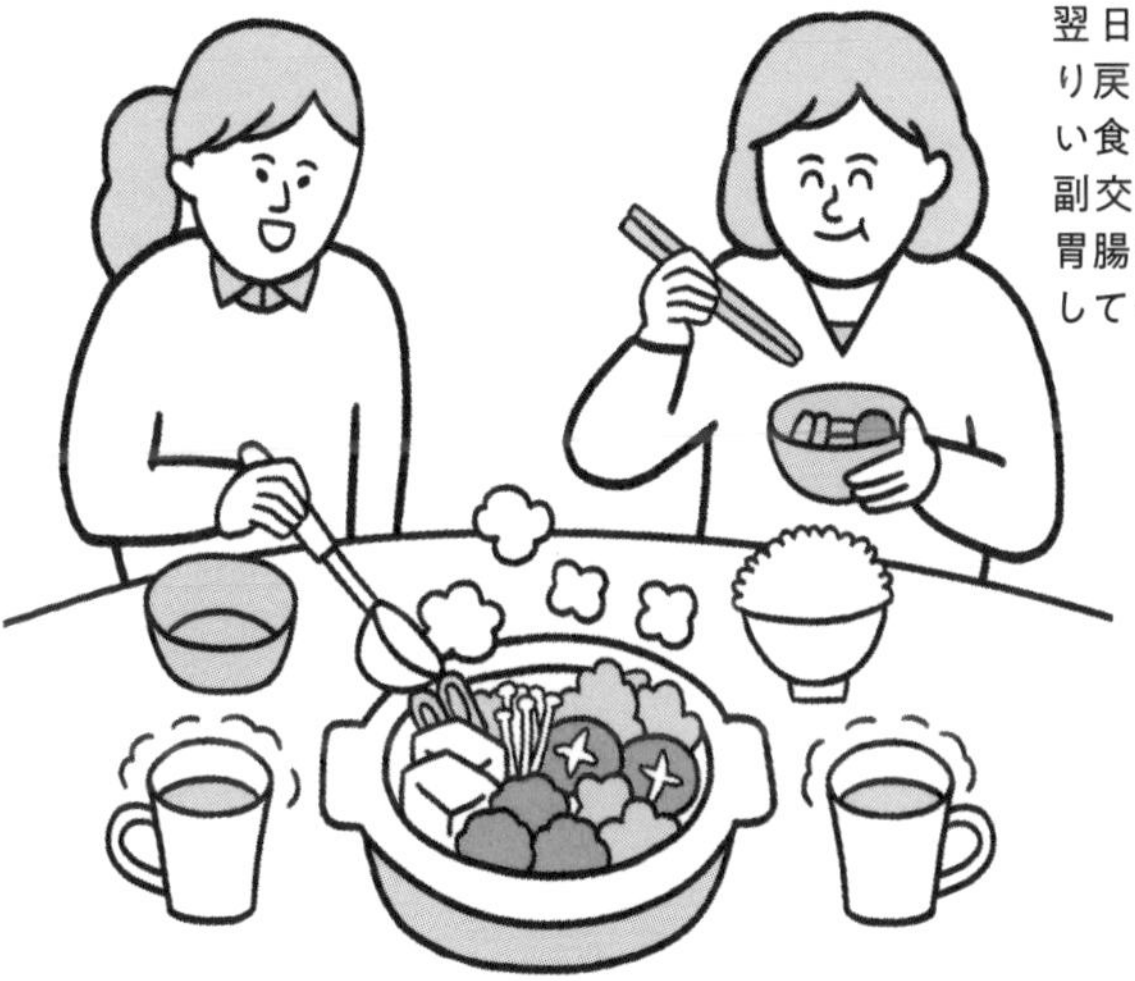

チェック!

食べる「順番」も意識しよう

夕食の際には、食べる順番も意識しておきたい。まずは食前にコップ1杯の水を飲むと腸内環境がよくなり、自律神経も整う。次に生野菜を食べると噛む回数が自然と増え、食べすぎを防ぐことができる。

お酒はやっぱり飲まないほうがいいですか？

お酒と同量の水を摂って

「1日の終わりに一杯やるのが毎日の楽しみ」という人も多いことでしょう。アルコールを飲むと気分がよくなり、ストレスの発散にもなると思われがちですが、それはあくまで適量の飲酒の場合。**アルコールを摂りすぎると脱水症状になり、血液がドロドロになって血流が悪化**してしまいます。

また「お酒を飲むとよく眠れる」と感じる人もいるかもしれませんが、深酒した夜の睡眠は浅くなり、翌日に疲れを残してしまいます。

「気持ちよく飲んでよく眠れた」と思っていたのに、「翌日のパフォーマンスが落ちてしまった」という人もいるのではないでしょうか。

とはいえ、お酒を飲みたいのに禁酒を強いられるとそれがストレスになってしまうことも。

そこで、お酒を飲む際に、ぜひ取り入れていただきたい方法があります。それは、適量を守ったうえで**「お酒1杯に対して水1杯」を飲む**ことです。こうすることで脱水症状や消化器官の麻痺《まひ》を防ぐことができ、深酒にもなりにくくなります。もちろん、自律神経にとっても過剰なアルコール摂取はよくありませんので、日頃から深酒が習慣になっている人は、生活スタイルを見直してみましょう。

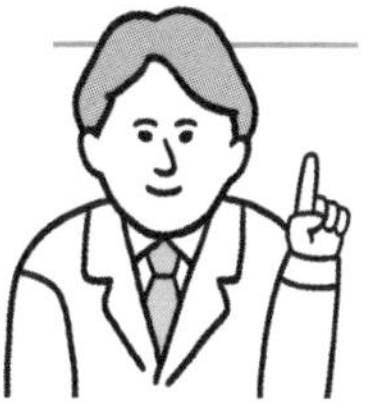

お答えしましょう！

多量のアルコールは血流を悪くし、脱水症状や睡眠障害の危険性も。飲むなら「お酒1：水1」を心がけましょう。

■アルコールを摂取するときは「お酒1：水1」で

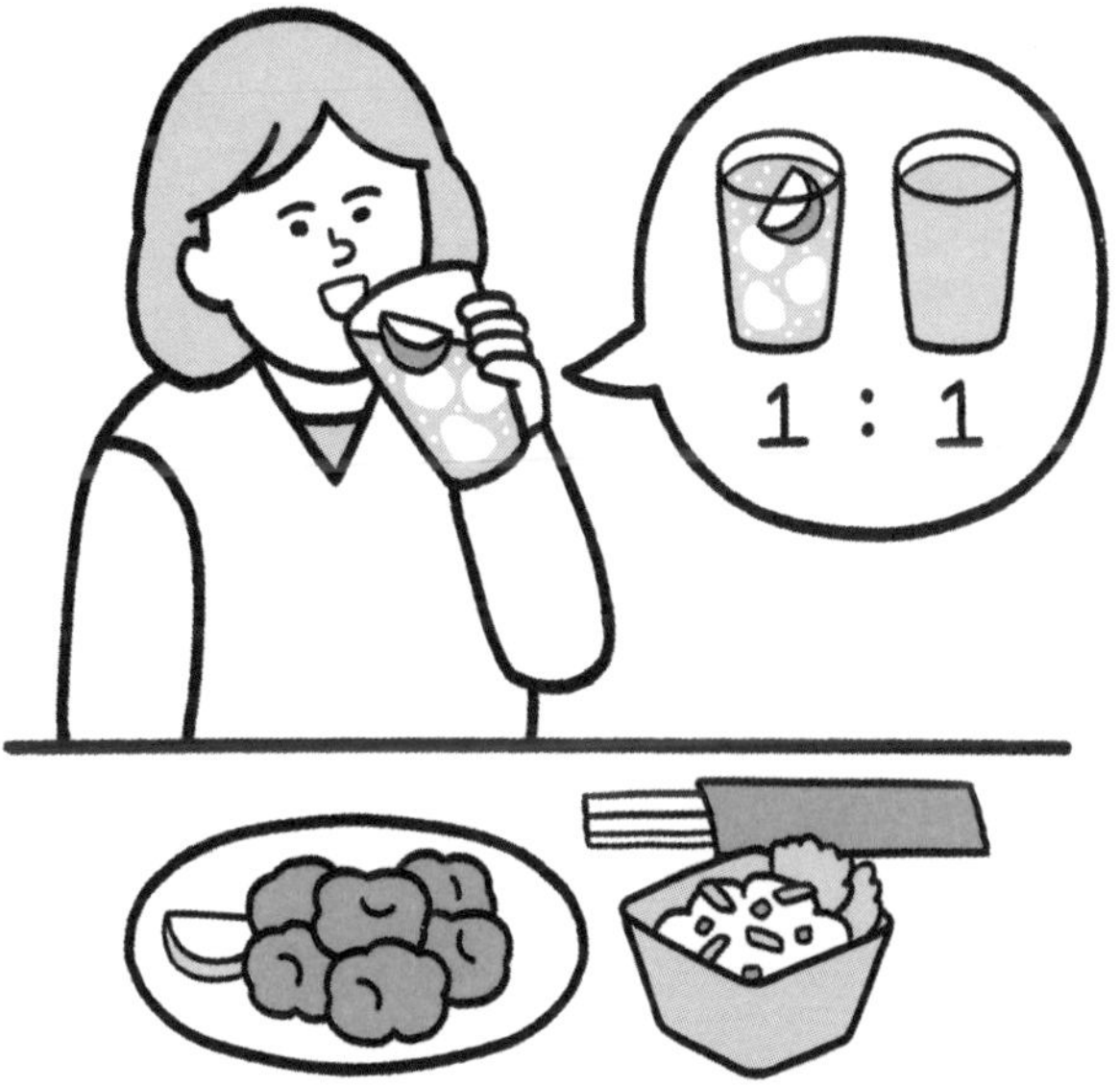

お酒を飲みすぎて自律神経が乱れると翌朝のコンディションにも大きく影響してしまう。お酒はあくまでも適量を守り、同量の水を飲みながら楽しむことを意識しよう。

ここに注意！

アルコールの過剰な摂取は細胞を疲れさせるうえ、依存症につながることもあるため適量を守って。

自律神経にいい運動の仕方はありますか？

「ではランニングもよいのでは」と思われそうですが、筋力を向上させるといった目的でなく、自律神経を安定させることに主眼を置くのであれば、ランニングは運動量が多すぎます。

また、「早く結果を出したい」と焦るあまり、ハイペースでハードな運動を始めると体への負担が大きく、自律神経も一気に乱れてしまいます。これではせっかくの意気込みが台無しになってしまいます。

ウオーキングに**おすすめの時間帯は、夕食後から就寝1時間前までの間です。30分～1時間を目安に**ゆっくり歩けば、全身に血が巡り、1日の疲れも癒すことができます。

夕食後のウオーキングが有効

運動は健康維持のためにはとても大切です。とはいえ、自律神経のバランスを整えるなら、激しい運動はおすすめしません。

そもそも、人間の体は運動をすると呼吸が速く、浅くなり、交感神経の働きが高まるようにできています。すると血流が悪くなり、老化を早める活性酵素が発生してしまいます。

そこで**おすすめしたいのが、ウオーキングのような軽い運動**です。ゆっくりとした深い呼吸で、副交感神経の働きを高く保ったまま血流も促進させることができるからです。

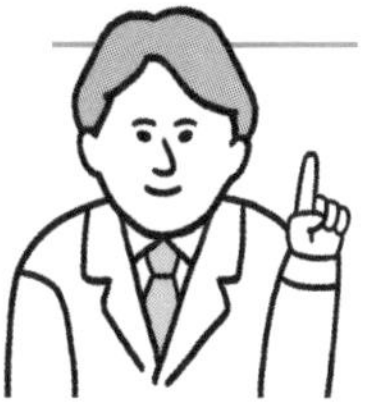

お答えしましょう!

自律神経を安定させたいときは激しい運動よりもウオーキングを。夕食後、30分〜1時間が目安です。

■自律神経を整えるなら夕食後のウオーキングがおすすめ

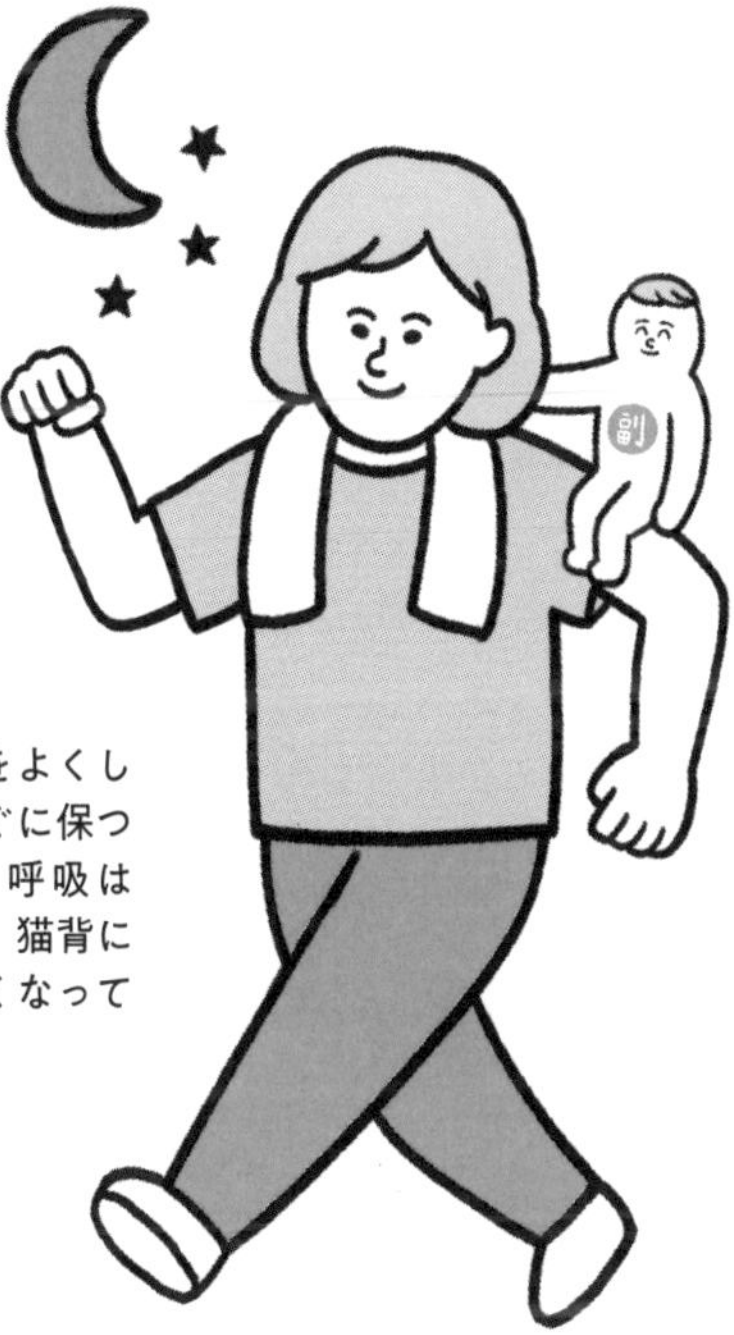

歩くときは姿勢をよくして気道をまっすぐに保つよう意識して。呼吸はゆっくりと深く。猫背になると呼吸が浅くなってしまうので注意。

ポイント

ウオーキングをする時間のない人は、スクワットやストレッチでもOK。無理のない運動を。

お風呂でも自律神経は整いますか？

夜は「ぬるめのお湯に15分」を目安に

入浴は副交感神経を活性化するだけではなく、朝であればぐっすり眠ったあとの体をシャキッとさせ、交感神経に切り替えるきっかけに活用することもできます。

夜におすすめなのは、39～40度のぬるめのお湯に15分間ゆっくりと浸かることです。最初の5分は首まで浸かり、残りの10分は半身浴を。交感神経から副交感神経への切り替えがスムーズになり、睡眠の質を上げることができます。

朝にシャワーを浴びるときは、38度くらいのぬるめのお湯で体を慣らしてから、40度くらいの適温まで上げます。はじめから適温にしないのは、急激に交感神経が刺激されてしまうのを防ぐためです。そして、仕上げは温水と気持ちよく感じられる程度の冷水を3、4回交互に浴びて、最後は冷水でフィニッシュ※。これで頭も体もシャキッとします。

千葉大学の研究によれば、高齢者のうち、毎日入浴する人は、週に0～2回の人に比べて、要介護認定になるリスクが約3割も少ないというデータが出ています。

よく入浴する人は血流がよくなり、心臓や血管が良好な状態を保てるのです。元気で長生きできる効果も期待できるため、ぜひ習慣づけを。

※高血圧の方、心臓等に持病のある方、体調の悪い方は避けましょう。

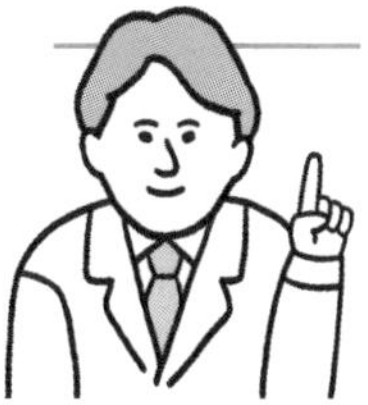

お答えしましょう!

適切な入浴は自律神経のバランスを整えて睡眠の質や代謝のレベルもアップさせます。また、健康寿命を延ばす効果も期待できます。

■夜はぬるめのお湯に15分間ゆっくりと浸かろう

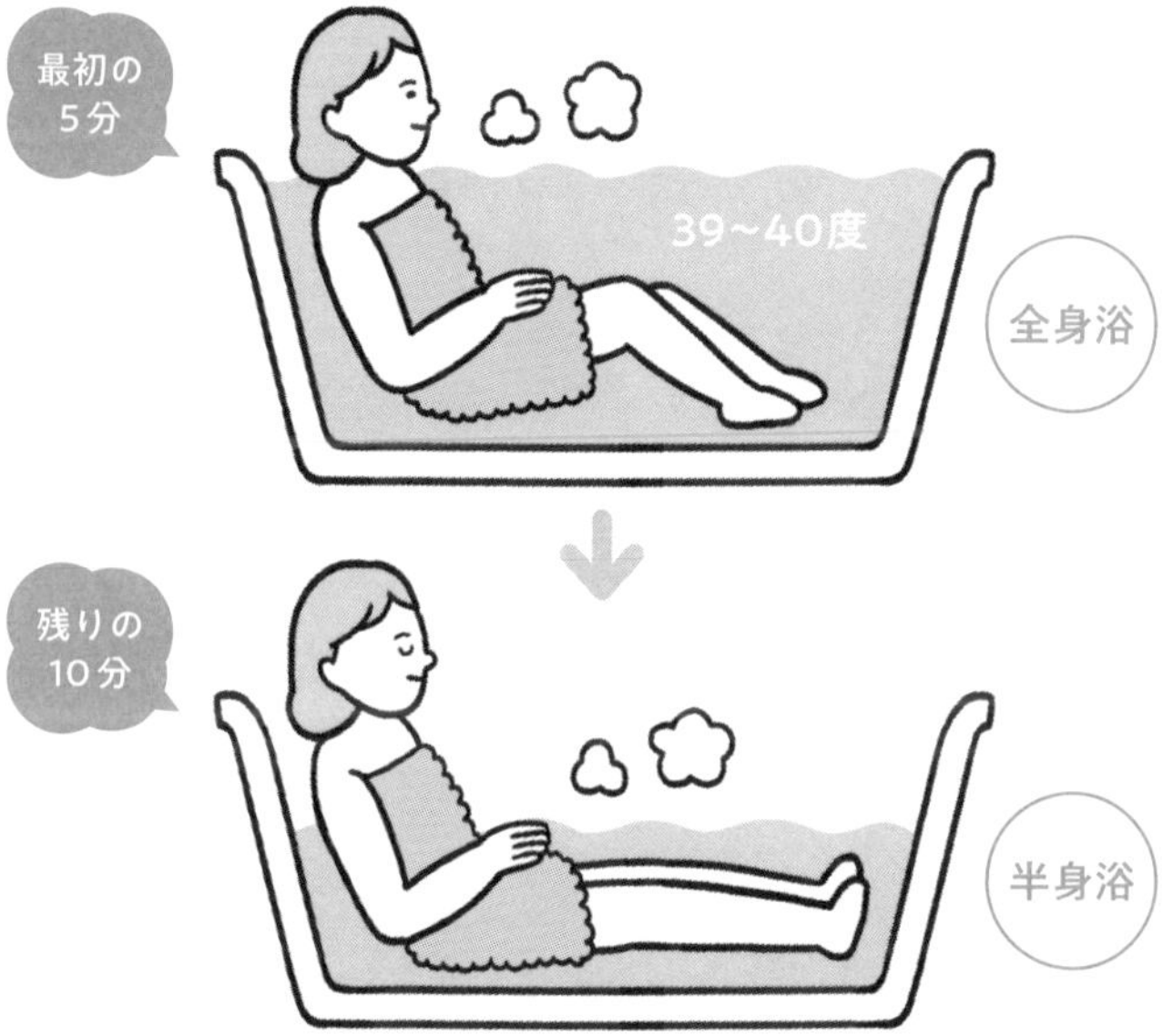

入浴の目安は､39～40度のぬるめのお湯に15分。最初の5分は首まで浸かり、残りの10分は半身浴にして、ゆっくりと浸かると体の芯まで温まり、夜も熟睡できる。

ここに注意!

42度以上の熱いお湯は血管を収縮させ、交感神経を刺激しすぎてしまう。高温での長湯は脳卒中や心筋梗塞を引き起こすリスクも。

1日を気持ちよく終えるためのコツはありますか？

おすすめの方法は、**毎日寝る前に「3行日記」をつける**ことです。1行目に「**今日失敗したこと**」、2行目に「**今日一番感動したこと**」、3行目に「**明日の目標**」を書きます。「今日失敗したこと」はなぜそうなったかを反省し、同じミスをしないように考えるのです。

「今日一番感動したこと」は、些細《ささい》なことでも心に残ったことを書き留めます。

「明日の目標」は、意識づけすることによって翌日すぐに取りかかれるようにするために記入します。

スマホではなく、あえて手書きにすることによって、自律神経を整える効果もアップします。

「3行日記」で心をリセット

毎日を生きていると、さまざまな感情が湧き出てくるもの。ポジティブなことばかりではなく、中には激しい怒りや大きな悲しみ、深い後悔などを感じる日もあることでしょう。こうした感情は、強いストレスを与えるので、当然、自律神経も乱れてしまいます。

一番よくないのは、ネガティブな気持ちを際限なく引きずること。ますます感情にブレーキがかからなくなってしまいます。

そんな現状を見つめ直し、新たな習慣を取り入れてみましょう。

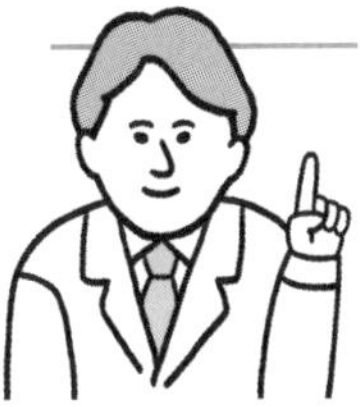

お答えしましょう!

手書きの「3行日記」で心をリセット。その日のネガティブな感情や不安が和らぎ、翌日への意欲も高まります。

■毎日手書きで「3行日記」をつけてみよう

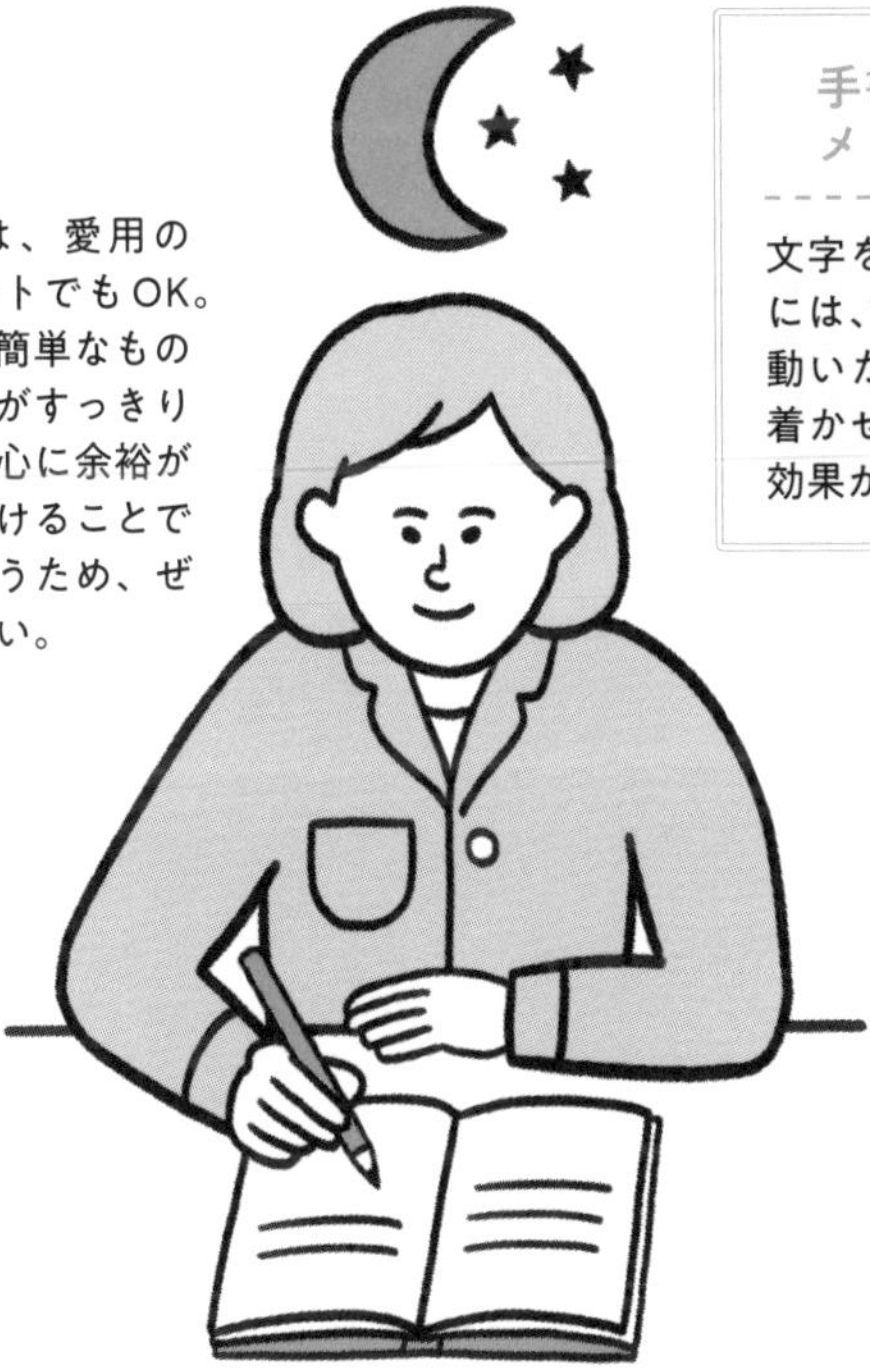

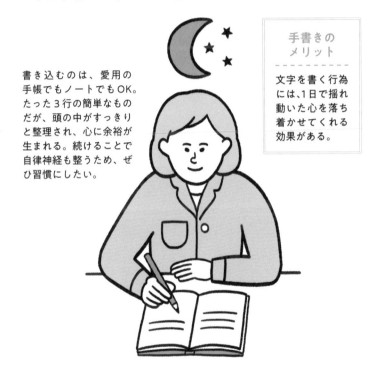

書き込むのは、愛用の手帳でもノートでもOK。たった3行の簡単なものだが、頭の中がすっきりと整理され、心に余裕が生まれる。続けることで自律神経も整うため、ぜひ習慣にしたい。

手書きのメリット

文字を書く行為には、1日で揺れ動いた心を落ち着かせてくれる効果がある。

ポイント

「明日の目標」は、はじめのうちは達成しやすいものを。達成が自信につながり、日記継続のモチベーションにも。

寝る前にスマホばかり見てしまうのですが……

就寝前のスマホは安眠の妨げに

スマホは相手がいなくてもひとりで楽しむことができるので、つい熱中してしまいます。しかしスマホに熱中しすぎるのは、自律神経はもとより、健康面にも悪影響をもたらします。

まず、就寝前にスマホを見るのは極力控えましょう。ブルーライトが脳や交感神経を刺激し、「目が冴えた」状態になってしまいます。

せっかく入浴やストレッチで副交感神経を優位にしても台無しになってしまいますから、**就寝30分前ぐらいからは、なるべくスマホを見ない生活を心がけましょう。**

最近女性を中心に増えている**「ストレートネック」や「スマホ首」は、スマホを覗《のぞ》いたり、うつむき続けたりすることで、頸椎《けいつい》がまっすぐになってしまう症状**です。その結果、肩こりや腰痛など、さまざまな不調を引き起こすのです。特に女性は首が細いので、男性よりも負担がかかってしまいます。

首には血管を拡張する副交感神経のセンサーがあるので、姿勢が悪いと、全身の血流が滞り、気道が圧迫されて呼吸も浅くなります。低酸素状態になると、血流がますます悪くなるばかりでなく、肌荒れ、めまい、頭痛などの原因にもなるので気をつけてください。

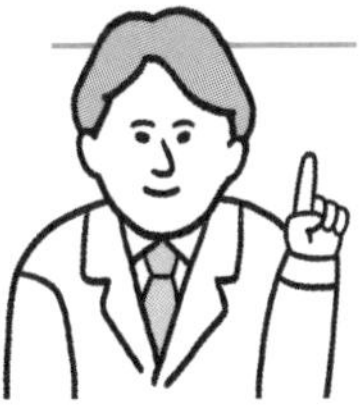

お答えしましょう!

**スマホは交感神経を刺激して
安眠を妨げてしまうため、
就寝30分前からは使用を控えましょう。**

■寝る前のスマホは安眠を妨げてしまう

ベッドに入って「そろそろ寝ようか」というタイミングで、ついついスマホを開いてSNSやゲームに熱中してしまう人も。スマホの見すぎは交感神経を高ぶらせるため、就寝前の使用は避けたい。

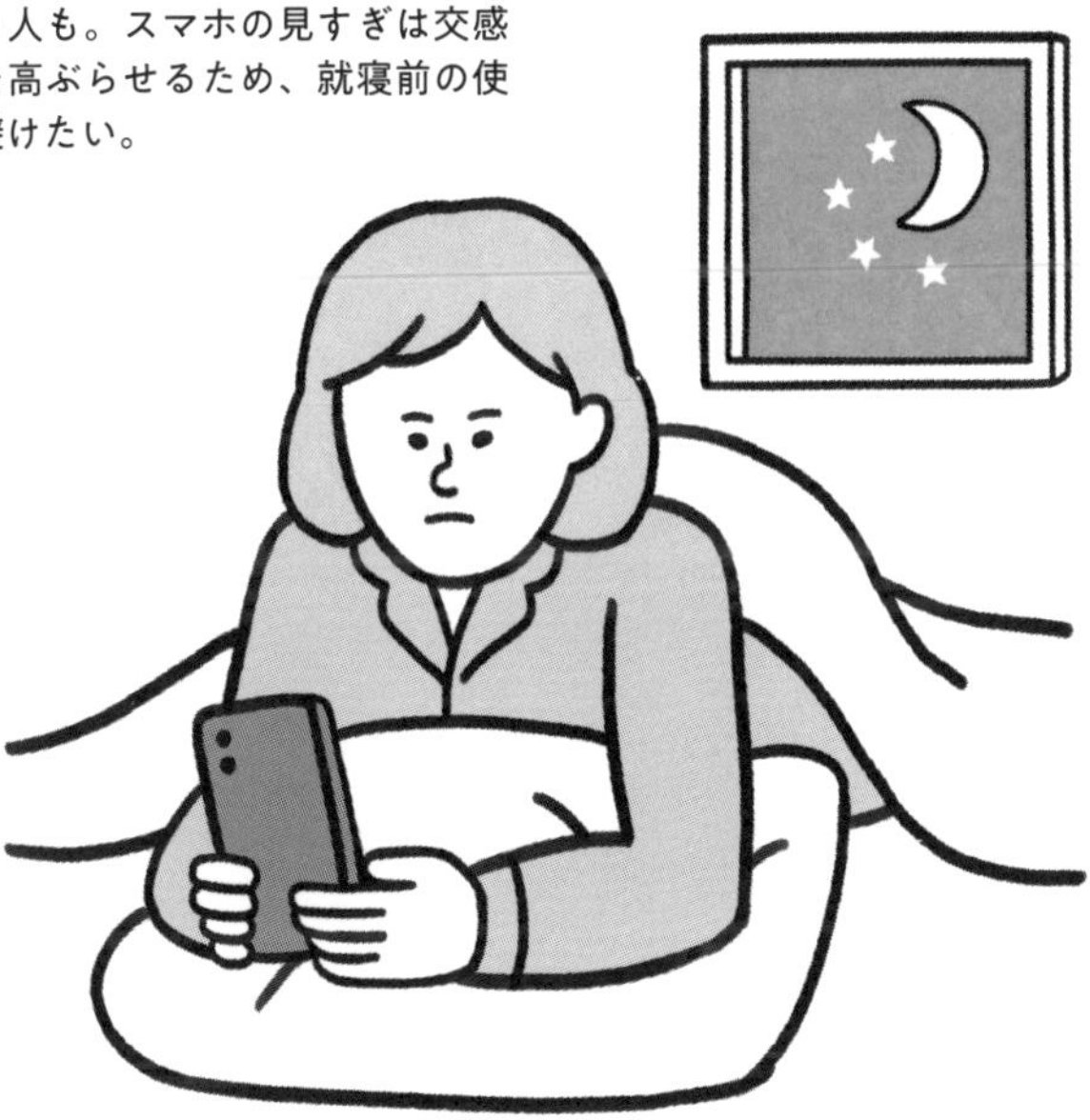

ポイント

寝る前にスマホを触ってしまわないよう、あえて手の届かないところに置くのもおすすめ。

寝る前におすすめのルーティンはありますか？

香りで副交感神経の働きを高めよう

睡眠の質を高めることは、自律神経のバランスを安定させる重要な要素です。

毎晩、夜更かしや浅い睡眠が続くと、交感神経が優位の「緊張型睡眠」になり、いくら寝ても、心身ともに疲れが取れなくなります。

そうならないためには、副交感神経をしっかり働かせる「リラクゼーション睡眠」が得られるよう、就寝前の過ごし方をルーティン化しましょう。

寝る前のおすすめは、スプーン1杯の上質なオイル。オリーブオイルや亜麻仁《あまに》オイルを飲んで寝ると腸内環境が整い、翌朝の快便につながります。

また、寝室には心地よい香りを取り入れてみましょう。さまざまな香りの中でも、特に**リラックス効果が高いのがラベンダー**です。ラベンダーの精油をアロマポットで焚《た》いたり、ティッシュに1滴垂らして枕もとに置いたりすると、よい香りに包まれて副交感神経が優位になってきます。

ほかに、カモミールやクラリセージ、サンダルウッドなどの香りもおすすめです。ストレスを感じているときや、梅雨時の寝苦しい夜などにも取り入れたいアイテムです。

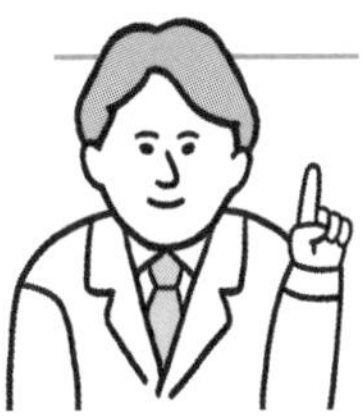

お答えしましょう!

寝る前にオリーブオイルや亜麻仁オイルをスプーン1杯飲むと、翌朝の便通が改善。安眠のためのアロマも取り入れてみましょう。

■自律神経を整え心地よく眠りにつくためのアイテム

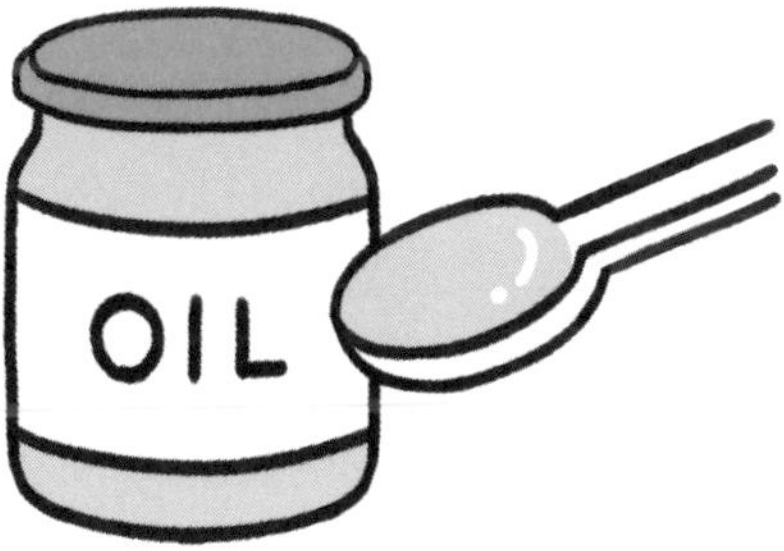

オリーブオイルや亜麻仁オイルなどの良質なオイルは腸を元気にする頼れるアイテム。就寝前に飲む以外にサラダなどにも使えるので常備しておきたい。朝に飲んでもOK。

アロマのリラックス効果はとても心地よいもの。ラベンダーをはじめ、自分が落ち着ける香りを選んで寝室に置くと、副交感神経が優位になりぐっすり眠れる。

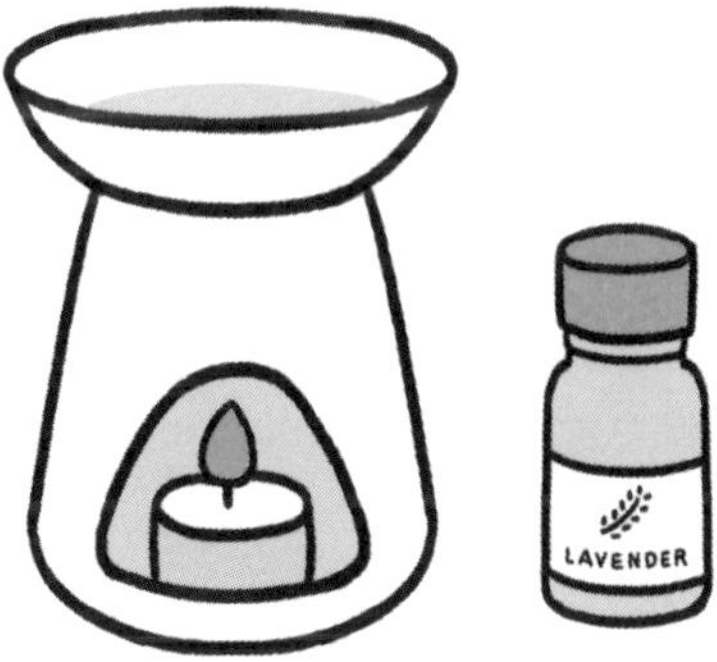

ここに注意!

ペットを飼っている人は、使用するアロマが動物に有害なものではないことを確認してから取り入れよう。

column 2

“仙骨シャワー”で血流アップ

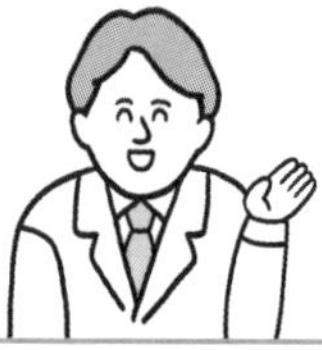

温かいお風呂にゆっくりと浸かるのは、自律神経を整えるためにも欠かせない大切な習慣。できれば毎日、15分程度は湯船でくつろぎ、疲れを癒したいものです。しかし、ときには忙しくてゆっくり入っている時間がないこともあるでしょう。そんなときには、**仙骨《せんこつ》（尾てい骨）へのシャワーがおすすめ**です。

やり方はかんたん。仙骨に温かいシャワーを3分程度当てるだけです。仙骨の周辺は脂肪が少なく、お湯の熱がダイレクトに伝わりやすい場所。**仙骨の両脇を走る神経や血管を温めることで全身の血流が促進され、体が温まります**。

同様に、首の後ろに温かいシャワーを当てるのも効果的です。ぜひ実践してみてください。

第3章

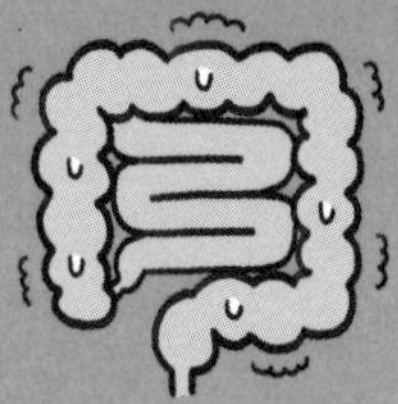

腸を改善すれば自律神経が整うって本当ですか？

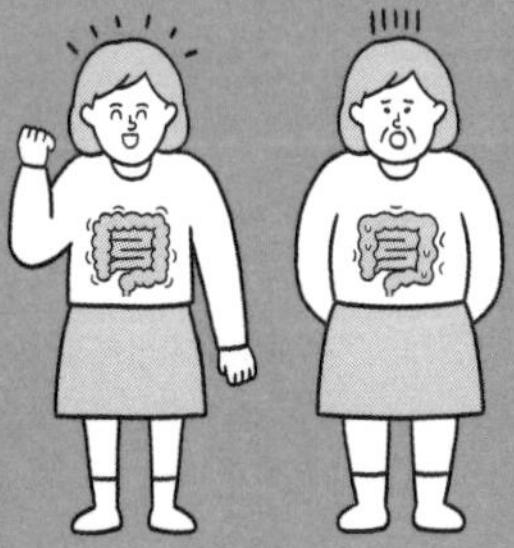

自律神経の働きのカギを握っているのは、じつは「腸」？　ここでは、腸が元気に働くとなぜ自律神経が整うのかを解説していきましょう。

また、快便の秘訣やおすすめの食材など、「腸活」に有効なお話もたくさん盛り込みました。「毎日快腸生活」のために実践してみましょう。

腸が整えば自律神経も整うって本当ですか？

腸は心身のコンディションを左右する

自律神経を効率よく整えるためには、腸を整える生活習慣が一番のおすすめです。「**腸が整えば、自律神経も整う**」と言っていいほど、両者は密接な関係にあるのです。

自律神経と血流が深く関わっていることは、すでにお話ししましたが、よい血液をつくって全身に送り出すために働いているのが腸です。腸内環境がよくなれば、全身の状態も連動して良好になり、逆に腸のコンディションが悪化すれば心身の不調も発生します。

また、「幸せだな」と感じるのは脳ですが、そのように脳に指令を出すのは腸から分泌される〝幸せホルモン〟。メンタルを支配するのは脳だと思われがちですが、じつは腸と深く連携し合っているのです。こうした脳と腸の密接な関係を医学界では「**脳腸相関**」と呼んでいます。

重要な場面で緊張して突然お腹が痛くなったり、便意をもよおしたりした経験のある人も少なくないはず。これは脳が感じたストレスが副交感神経の働きを弱めることによって、腸の働きも悪くなるという「脳腸相関」の悪い例です。

このように、**腸は心身のコンディションを左右する、とても重要な臓器**です。腸内環境が健全になれば、自律神経も安定するのです。

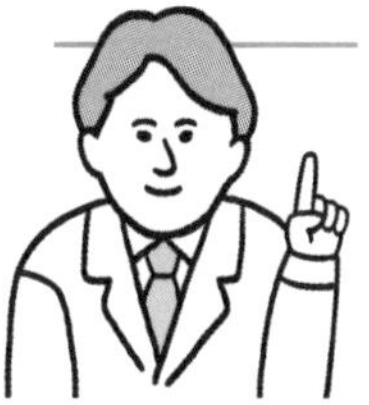

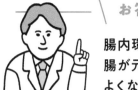

お答えしましょう!

**腸内環境が良好なら自律神経も整います。
腸が元気になれば心身の調子も
よくなるほど、重要な役割を持つ臓器です。**

■腸内環境の良し悪しが健康に直結

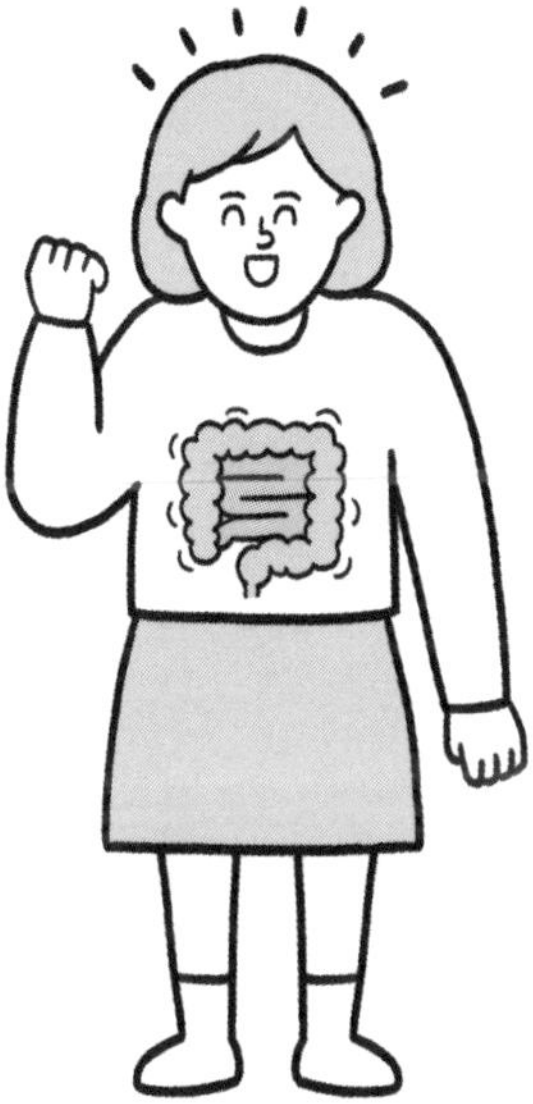

腸内環境が整うと自律神経のバランスも良好に。心身両面で健康になり、元気で意欲的な毎日を送ることができる。

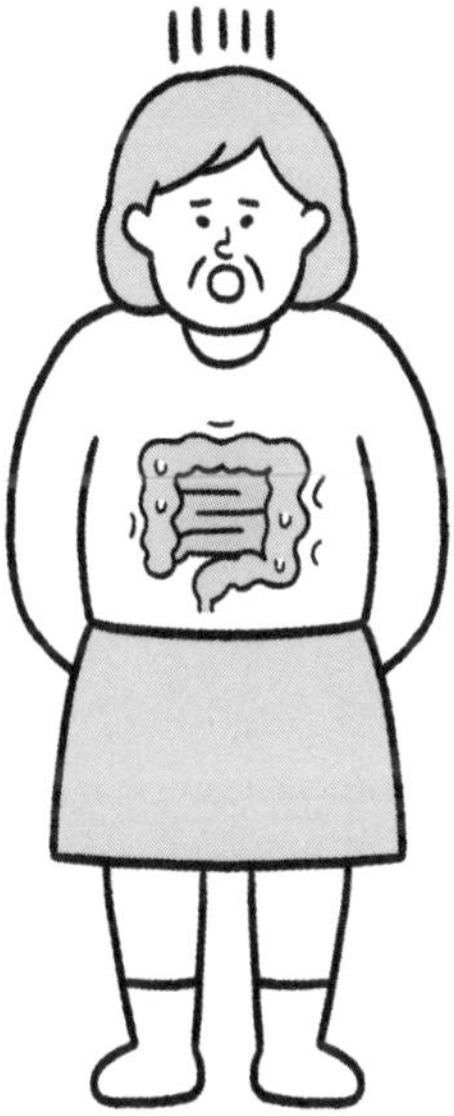

腸の調子が悪いと血流が悪くなり、さまざまな不調を招くことに。メンタル面でもイライラや不安感などが増してくる。

ポイント

自律神経を整えようと思ったら、まずは腸内環境の改善から着手するのが効果的。

自分の腸の状態を知りたいのですが……

排便と自律神経の深い関係

まず、自分の腸がいまどんなコンディションなのかをチェックしてみましょう。

腸の調子は「健康のバロメーター」でもあります。食べたものが胃や小腸を通り、大腸で腸が伸び縮みする「ぜん動運動」によって便となって排出されるわけですが、腸内環境が悪くなるとこのぜん動運動が鈍くなり、便秘がちになってしまいます。

毎日規則的な排便がおこなわれなくなると、自律神経も乱れ、さまざまな不調が出てきます。**スムーズな排便は、腸内環境を良好に保ち、ひいては健康な毎日を送るうえで、とても重要なことなのです。**

では、理想的な排便とはどんなものでしょうか。まず、ベストなのは1日1回。ただし、2～3日に1回でも残便感がなく、体調がよければ問題ありません。黄色から茶色の、柔らかいバナナのような形状がいいでしょう。量としては、1日に150～200グラム（テニスボールより少し大きいぐらい）が目安と覚えておいてください。

それでは、左ページのリストで当てはまる項目がどのぐらいあるか、チェックしてみましょう。

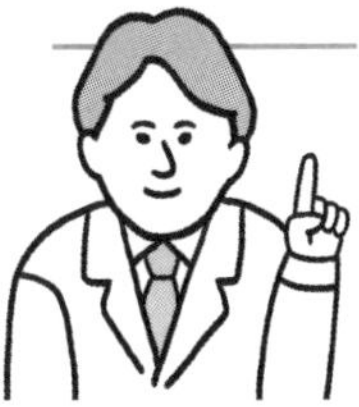

お答えしましょう!

**1日1回のスムーズな排便があればベスト。
腸の状態をセルフチェックしながら
不調を招かない体づくりを意識しましょう。**

■ひとつでも当てはまったら注意

腸の状態をチェックしてみよう

□ 野菜をあまり食べない

□ お酒をよく飲む

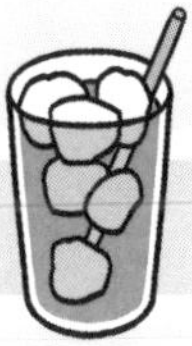

□ 冷たい飲み物をよく飲む

□ 便秘がちである

□ 便やおならのにおいがとても強い

□ 便が硬く排便がつらい

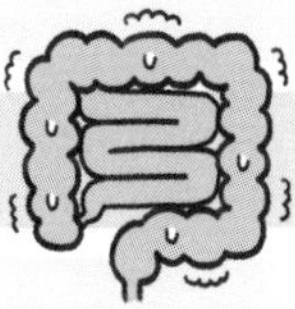

□ お腹が張る感覚がある

□ 肌荒れが気になる

□ いやな口臭がある

□ 入浴はシャワーだけですませている

3 腸内環境が悪いとどうなるのですか？

免疫力がダウンして万病のもとに

私たちの体の中には、たくさんの免疫細胞があり、外部から侵入する細菌やウイルスを撃退して、感染症から体を守ってくれています。

また、体の内部で発生するがん細胞を排除してくれるのもこの免疫細胞で、その70％が腸内にあると言われています。しかし、**腸内環境が悪化すれば、当然免疫力もダウンします。また免疫力は、腸と深く連携し合っている自律神経のバランスによっても左右されます。**

交感神経が優位になると、細菌を排除する顆粒球が増え、副交感神経が優位になると、ウイルスを排除するリンパ球が増えるので、どちらかが過剰に高くなることなく、一定のバランスを保つことが、免疫力アップにつながります。

つまり、自律神経や腸内環境を良好な状態に保てなければ、免疫細胞が悪い菌やウイルス、がん細胞に負けてしまい、さらにはメンタルにも悪い影響を与えるのです。

そんな事態を招かないためにも、日頃から免疫力を高める努力が必要なのです。

免疫力をアップさせるには、まず腸内環境を整えることです。正しい食生活で腸内を健全に保てば、自律神経のバランスもよくなり、心身ともに健康になれるのです。

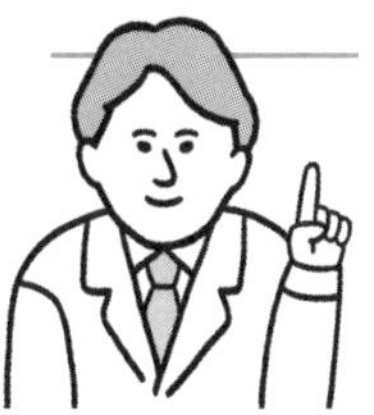

お答えしましょう!

腸内環境が乱れると病気の引き金にも。不調や病気を撃退する免疫細胞の70%が腸内にあると言われています。

■心身の健康は腸内環境に左右される

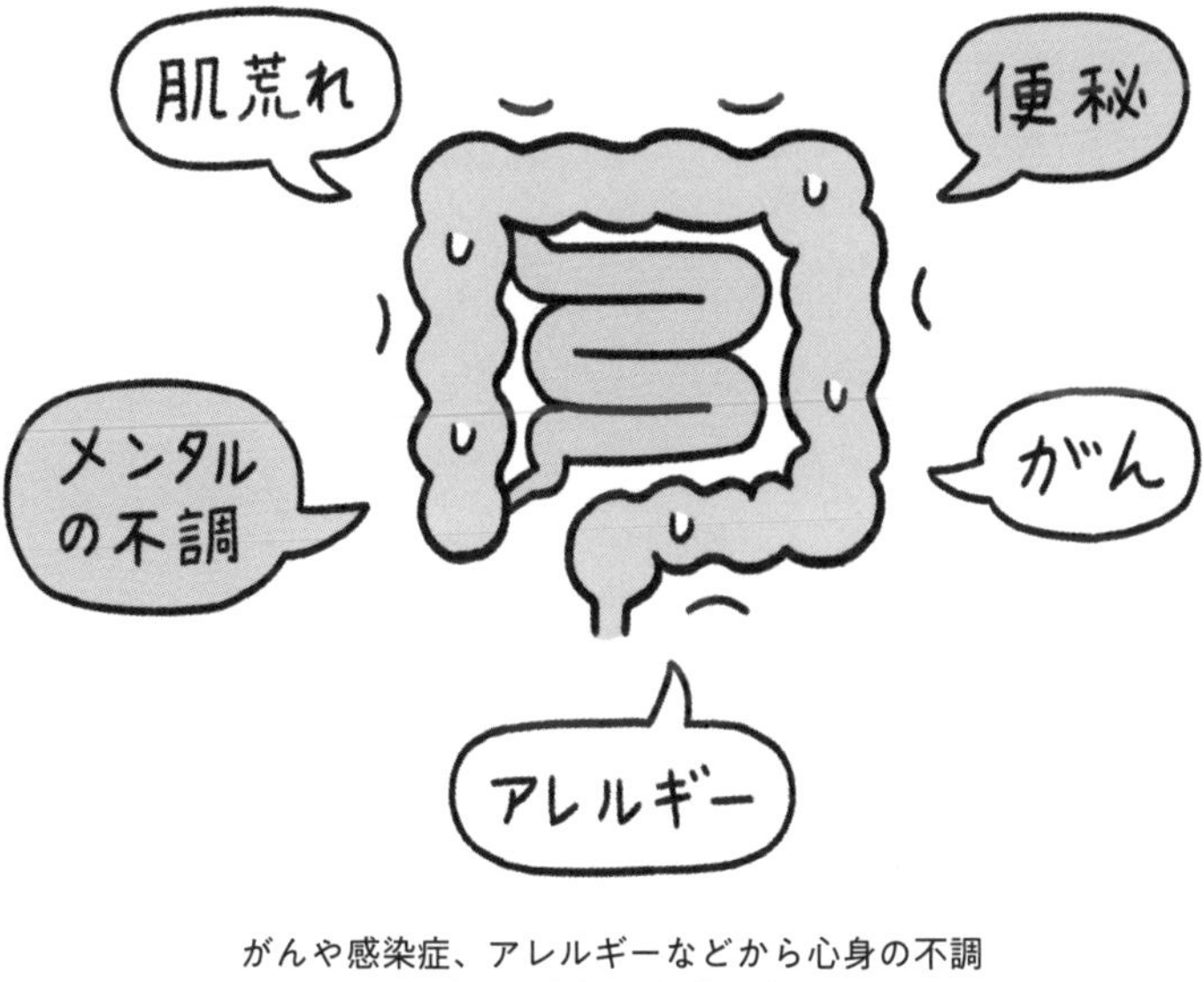

がんや感染症、アレルギーなどから心身の不調まで、さまざまな病気や症状を撃退して体を守ってくれる免疫細胞の多くは腸でつくられる。腸内環境が悪化すると病気の温床に。

ここに注意!

腸内環境が悪いと大きな病気を招く要因にもなるため、便秘なども放置せず改善の努力を続けよう。

腸が健康でないと太るって本当ですか？

太りにくい腸内環境をつくるのがカギ

肥満に悩んでいる人の中には、自律神経のバランスが悪くなっている例が多く見られます。

同じものを食べ、同じ運動をしていても、太りやすい体質の人と太りにくい体質の人に分かれてしまうのです。

この謎を解き明かしたのが、京都大学の木村郁夫教授（当時は東京農工大学特任准教授）でした。木村教授は、腸内に生息する細菌のいくつかが、食べ物を分解して「短鎖脂肪酸《たんさしぼうさん》」という物質をつくり、脂肪細胞に「栄養は足りているので、もう脂肪として蓄える必要はない」と伝える役割を果たしていることを究明しました。

つまり、この「短鎖脂肪酸」をつくる腸内の細菌の働きこそが、太りやすい、太りにくいという個人差をもたらしているわけです。**腸内環境が悪化すると、短鎖脂肪酸の生産量が大幅にダウンするので、肥満細胞の暴走を制御できず、太りやすくなってしまいます。**

そうならないためには、食物繊維や発酵食品、オリゴ糖を摂取することによって、短鎖脂肪酸の生産を促すのが効果的です。

野菜、果物、ヨーグルト、納豆、漬け物、はちみつ、みそなどを多めに食べるようにして、肥満の解消と自律神経の改善に努めましょう。

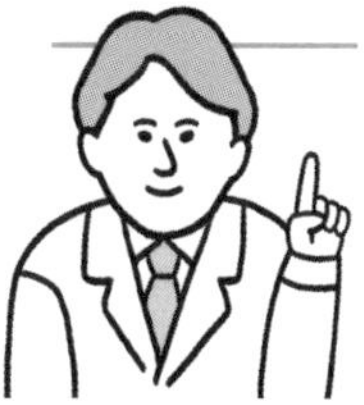

お答えしましょう！

腸内の細菌がつくり出す「短鎖脂肪酸」は肥満細胞の暴走を防ぐ重要な物質。体重が気になる人は腸の改善を！

■太りやすい体質は腸内環境に深く関係

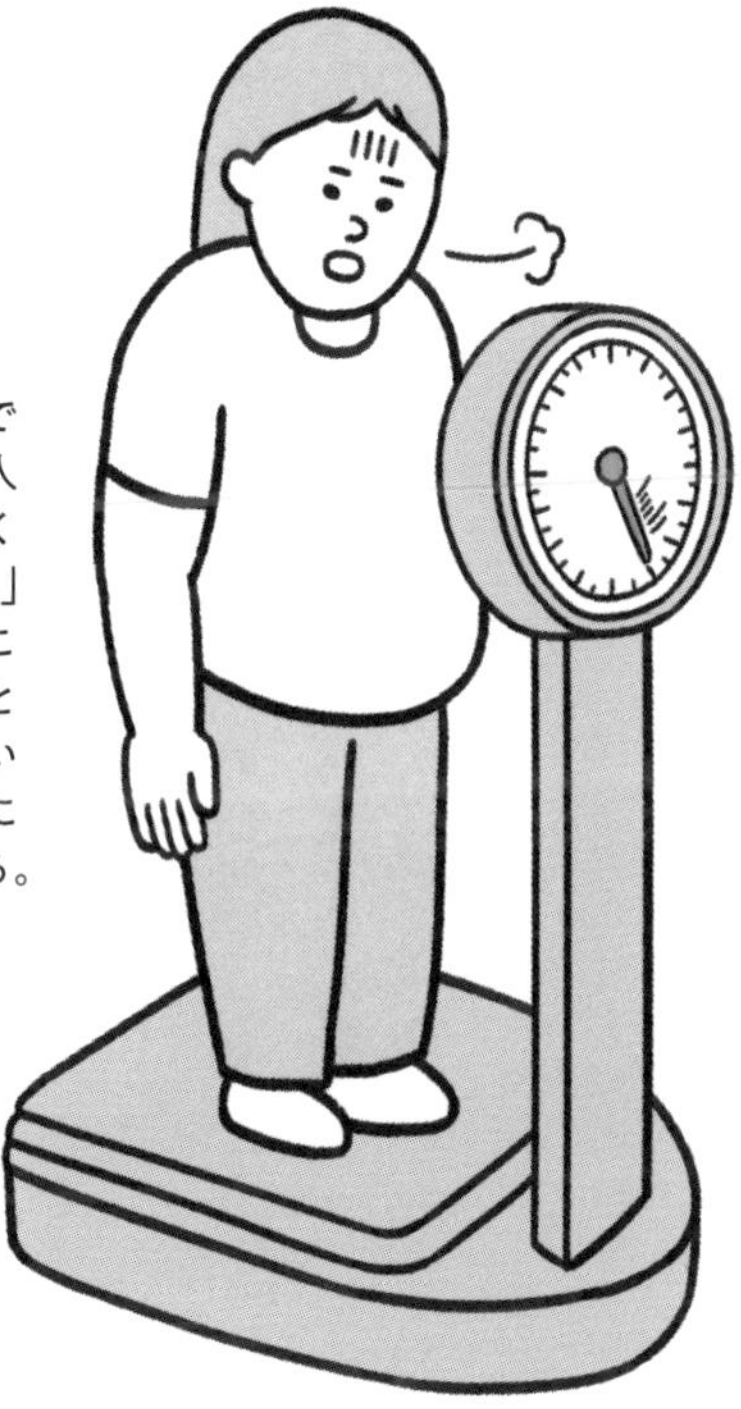

同じ食生活や運動量でも人より太りやすい人は、腸内の細菌がつくり出す「短鎖脂肪酸」が少ない可能性も。これが多く生産されると肥満細胞の暴走を食い止め、太りにくい体になると考えられている。

ポイント

腸を温め、食生活を整えることで腸内環境を改善して、短鎖脂肪酸の生産を促進していくのがおすすめ。

5 「水をたくさん飲んだほうがいい」は本当ですか？

水は「1日1・5リットル」を目安に

水は生命を維持するうえで欠かせないばかりでなく、自律神経のバランスにも深く関わっています。

人間の体の60%は水でできています。そのうちの75%は細胞の中に、残りの25%は血液やリンパ液などに含まれています。

私たちは1日におよそ2リットルの水分を食事や飲み物から摂取して、代謝や呼吸の中で、尿や汗として体外に排出しています。

実験結果などによれば、意識して水をしっかり飲んでいる人ほど、副交感神経の働きを良好に保っているケースが多いようです。

なぜなら、**人間は水を飲むことによって、胃腸の神経が適度に刺激され、副交感神経の働きが高まり、乱れていた自律神経のバランスも整えられていく**からです。

緊張したときや不安になっているときなどに、水をひと口飲んだら、精神的に落ち着いたという経験をした人も多いはずです。

自律神経を理想の状態に整えるためには、**1日に1・5リットルの水をこまめに分けて飲む**のが効果的です。この機会にさまざまなミネラルウオーターを試し、自分に合ったものを見つけてみてください。

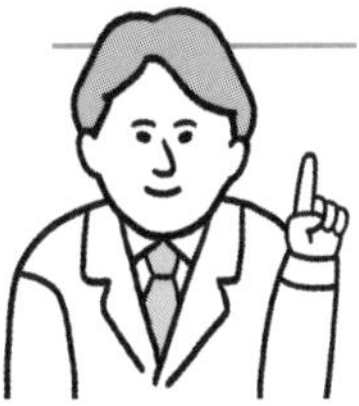

お答えしましょう！

水を意識して飲むことで副交感神経が働き緊張やイライラが解消されます。水分不足による血液のドロドロ化も防げます。

■1日1.5リットルの水で自律神経を整えよう

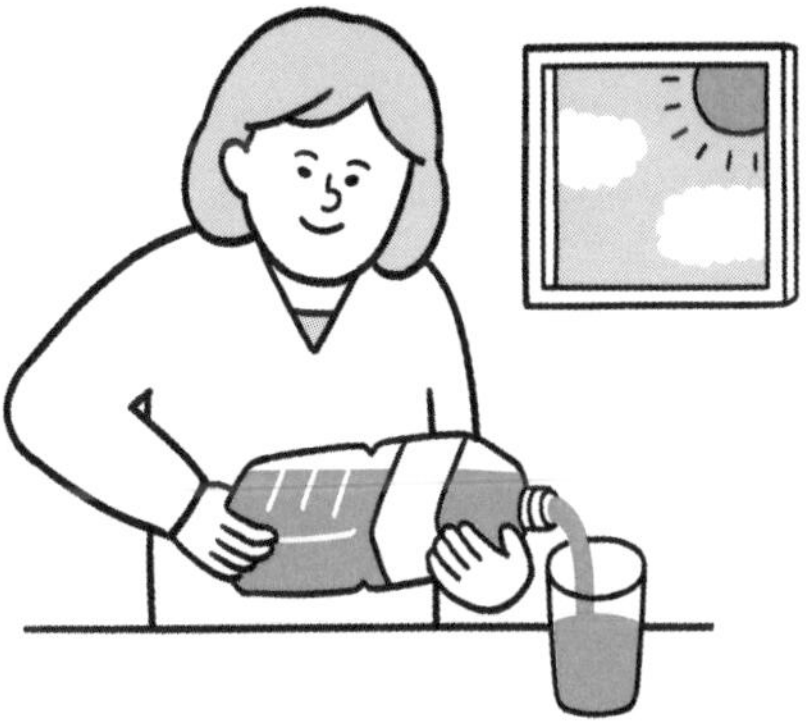

食事の前、仕事中、夜の飲酒時、入浴後などは、1日の中でも特に意識して水を飲むようにしたい。

起床から就寝まで、こまめに水を飲むことを習慣づけて、胃腸を適度に刺激すると、副交感神経が働きイライラなどを防止できる。

チェック！

むくみの原因は水分不足？

「水を飲みすぎるとむくんでしまいそう」と心配する人もいるかもしれない。しかし、むくみや水太りの多くの原因は、じつは水分不足にある。脱水症状が続くと、細胞の中の余分な水分がうまく排出されず膨らんでしまうのだ。むくんでいるときは自律神経も乱れがちになるため、水分をきちんと摂るように意識したい。

便秘を防ぐには何を食べたらいいですか？

水溶性食物繊維を含むものがおすすめ

便は毎日出るのが理想ですが、2～3日に一回でも、体調がよければ特に問題はありません。しかし、3日以上も出ないとなると、便秘と診断されます。

便秘の解消・防止のための食生活に不可欠なのが食物繊維です。腸内の老廃物を回収しながら、最後に便にして不要なものを排出してくれる食物繊維は、毎日摂りたいものです。

食物繊維は大きく分けて、「**不溶性食物繊維**」と「**水溶性食物繊維**」の2つがあります。

便秘の解消・防止に効果的なのは水溶性食物繊維のほうで、腸の中の水分に溶け込んで便を柔らかくしてくれる役割があります。

一方、不溶性食物繊維は水分を吸って膨らむ性質があり、腸を刺激して排便を促す働きがあります。

そのため、便秘中に多く摂るとお腹が張ったり、便も水分を奪われて硬くなったりと、逆効果になってしまうこともあるのです。

ただ、どんな食材もどちらか一方の食物繊維だけではなく、両方を含んでいます。そのため、あまり厳密に分けて考えず、海藻や野菜、きのこ類、果物を日常的に摂るように意識すればよいでしょう。

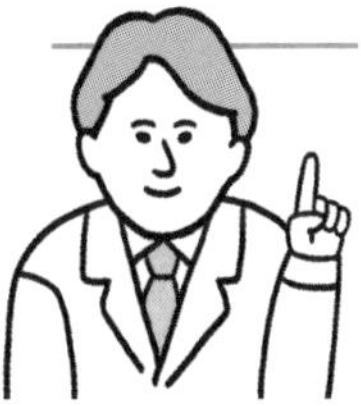

お答えしましょう！

便秘の解消・防止には食物繊維が効果的です。ただし不溶性食物繊維は便を硬くしてしまうこともあるので注意！

■便秘の解消・防止には食物繊維がもっとも効果的

食物繊維

便を柔らかくする
「水溶性食物繊維」
を多く含む食品

・海藻　・納豆　・里芋
・じゃがいも　・山芋
・全粒粉入りのパンやシリアル
など

水分を吸って膨らみ
腸を刺激して排便を促す
「不溶性食物繊維」
を多く含む食品
※摂りすぎると便が硬くなるので注意

・バナナ　・ごぼう
・こんにゃく　・オクラ
・たけのこ
など

「水溶性食物繊維」
「不溶性食物繊維」
ともに多く含まれる食品

・果物全般（特にりんごがおすすめ）
・野菜全般　・きのこ類

チェック！

焼きりんごがおすすめ

便秘の解消・防止に効果的なおすすめメニューは、はちみつとオリーブオイルをかけた焼きりんご。りんごは水溶性食物繊維のペクチンが豊富で、加熱することによってペクチンの量と吸収率が一層アップするのでお試しあれ。プルーンやイチジクなどのドライフルーツも手軽でおすすめ。

便秘を薬やサプリで治してもいいですか？

腸内細菌のバランスが崩れることも

便秘のときやちょっと風邪っぽいときなどに、すぐに薬を服用する人も多いと思います。でも、**薬は緊急時のものと考え、なるべく飲まないのがベター**。なぜなら、腸にとって、薬はおすすめできないことが多いからです。

例えば、便秘のときに市販の下剤を使って排便を促しても、根本的な便秘の解消にはつながりません。それどころか、無理に腸を刺激することによって、腸の機能が低下し、本来の働きができなくなってしまいます。

風邪薬にしても、抗生物質が有害な菌のみならず善玉菌にも作用してしまうため、腸内細菌のバランスまで悪化させてしまいます。

また、「便秘に効く」と宣伝するお茶やサプリメントの中には、刺激性便秘薬と同じ成分が含まれているものも。特にセンナ、ゴールデンキャンドル、キャンドルブッシュなどの成分表示があるものの摂りすぎには注意が必要です。

これらの**サプリメントを使用する際には、必ず医師に相談し**、適切な指示を受けてください。

もし常飲するとしたら、乳酸菌と天然の豆からとれたグアーガムを主成分としたものがおすすめです。ただし、基本的には薬に頼らず、生活習慣を見直すことのほうが大切です。

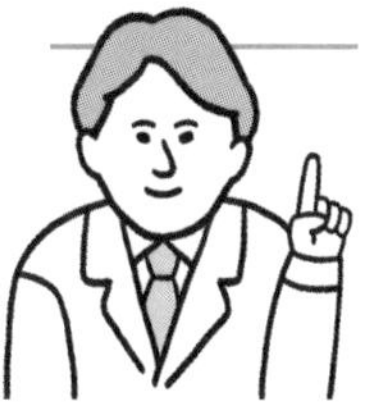

＼ お答えしましょう！ ／

**薬やサプリでは根本的な解決にはならず、
腸内細菌に悪影響を及ぼすことも。
生活習慣の改善で便秘解消を目指しましょう。**

■薬やサプリはあくまでも対症療法

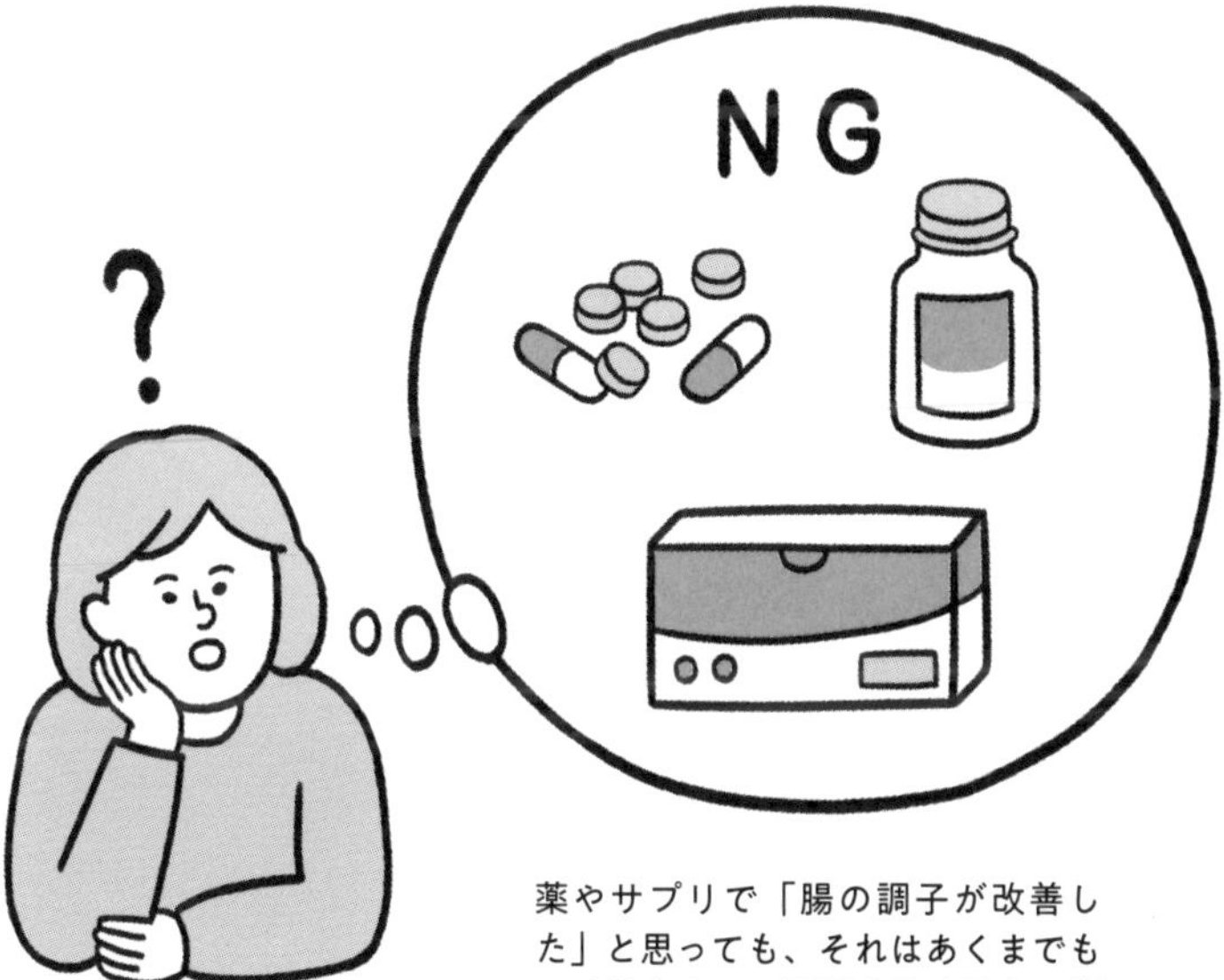

薬やサプリで「腸の調子が改善した」と思っても、それはあくまでも一時的なもの。原因を取り除き、根本的に治さない限りはまた不調を繰り返してしまう。なるべく薬の力を借りずに健康な腸を目指そう。

ポイント

海外から輸入されたサプリは特に安全性に注意したい。
取り入れたいときは必ず医師に相談を。

腸は善玉菌が多いほどいいのですか？

「善玉菌がやや優勢」状態が理想

私たちの腸の中には、有害な物質を体外に排出する手助けをしてくれる**善玉菌**と、体に害を与える**悪玉菌**が存在し、両者は常に戦っています。さらに、そのどちらにも属さず、強いほうに味方する「日和見菌《ひよりみ》」もいます。

善玉菌はアシドフィルス菌やビフィズス菌などが代表的で、悪玉菌はウェルシュ菌や大腸菌などがよく知られています。

善玉菌の多い腸は、食物からの栄養素の吸収がスムーズになり、肝臓を経由してきれいな血液がつくられます。

一方、悪玉菌の多い腸は、栄養素の吸収が悪くなり、よい血液がつくられなくなるばかりでなく、便も有害物質を含み悪臭が強くなります。

悪玉菌は加齢による免疫機能の低下で増えていきますが、たんぱく質や脂質の多い現代の食事も、悪玉菌が増える原因になります。

理想的な腸内環境は、善玉菌が悪玉菌より少し多い状態です。善玉菌が優勢だと悪玉菌は悪さができませんが、悪玉菌が消え去ってしまうと、今度は善玉菌がさぼり出すので、「やや優勢」くらいが最適なバランスなのです。

そのためには、発酵食品を積極的に摂ることで、腸内環境を整える必要があります。

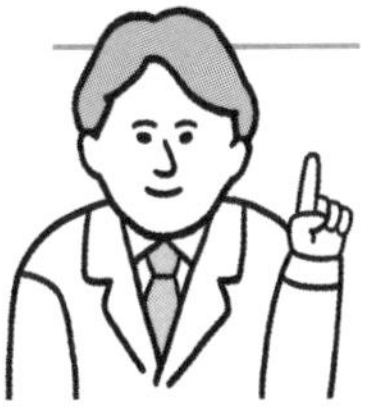

お答えしましょう!

腸の中から悪玉菌がいなくなると
善玉菌がさぼってしまいます。
善玉菌がやや優勢の状態が腸にはベスト!

■善玉菌と悪玉菌は常に戦っている

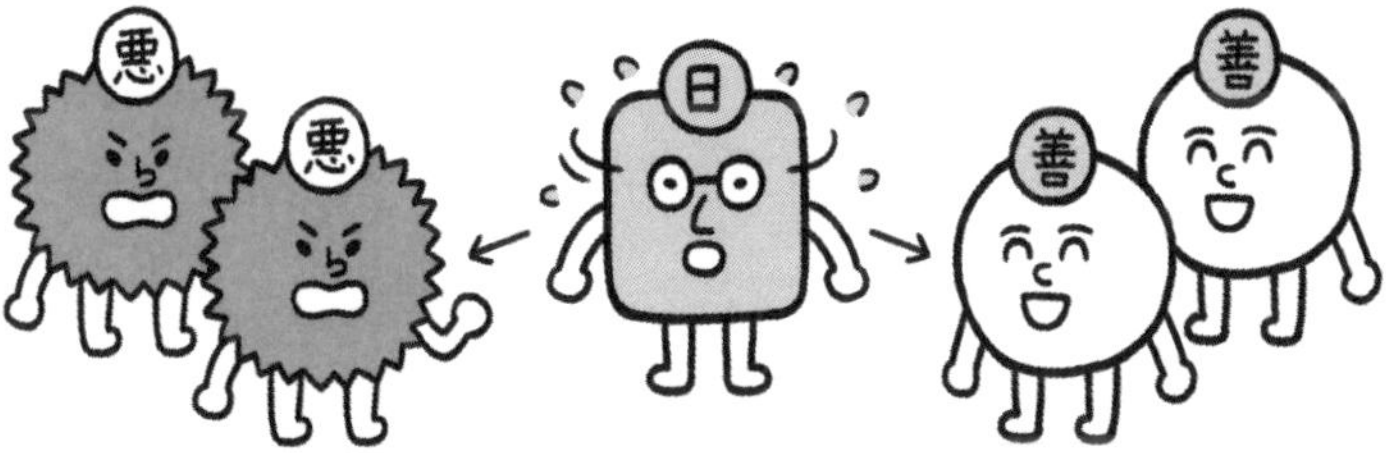

悪玉菌がゼロになると、“天敵”がいなくなった善玉菌はさぼって働かなくなってしまう。どちらにつこうか日々行ったり来たりしている「日和見菌」も味方につけながら、善玉菌が「やや優勢」の状態を保つのが理想的。

「善玉菌が少し多い腸内」にするために
摂りたいおもな発酵食品

・ヨーグルト　・みそ　・キムチ
・納豆　・ぬか漬け　・チーズ　など

ポイント

善玉菌と悪玉菌のベストなバランスを保つと腸が整い、自律神経も安定してくる。

9

腸にいい主食にはどんなものがありますか？

「白いものより黒いもの」を心がける

主食は1日の食事の中でも大きなウェイトを占めるもの。毎日の主食を選ぶうえでぜひ知っておいていただきたいポイントはずばり、「**白いものより黒いもの**」。**腸内環境を整え、自律神経にもよい効果をもたらす**食品には黒いものが多いのです。

その代表的なものとしてまず挙げられるのが玄米です。玄米は白米の6倍もの食物繊維を含んでおり、1食1杯、1日3回食べれば、1日に必要な食物繊維の半分を摂取できます。

肉や魚には食物繊維が少ないので、食の欧米化で食物繊維が不足しがちな現代人にとっても、玄米はうってつけです。

同様に、小麦粉を使った白いパンやパスタよりも、全粒粉やライ麦を使った茶色いもののほうが食物繊維を豊富に摂ることができます。また、麺類であればうどんよりそばを。さらに、主食ではありませんが、砂糖や酢なども白いものより黒いもののほうがおすすめです。

精製した白いものより食物繊維が豊富な黒いものは、腸内環境を整えてくれるので、便秘も解消できます。さらに、血糖値や血中コレステロールの上昇を抑えてくれるため、生活習慣病の予防にもなります。

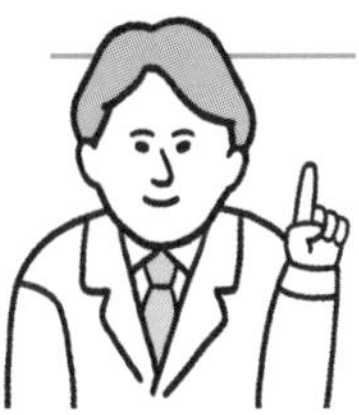

お答えしましょう!

**精製した「白い食品」よりも、
食物繊維やミネラルの多い「黒い食品」を
意識して摂り、腸内環境を整えましょう。**

■「黒い食品」は腸内環境にプラス

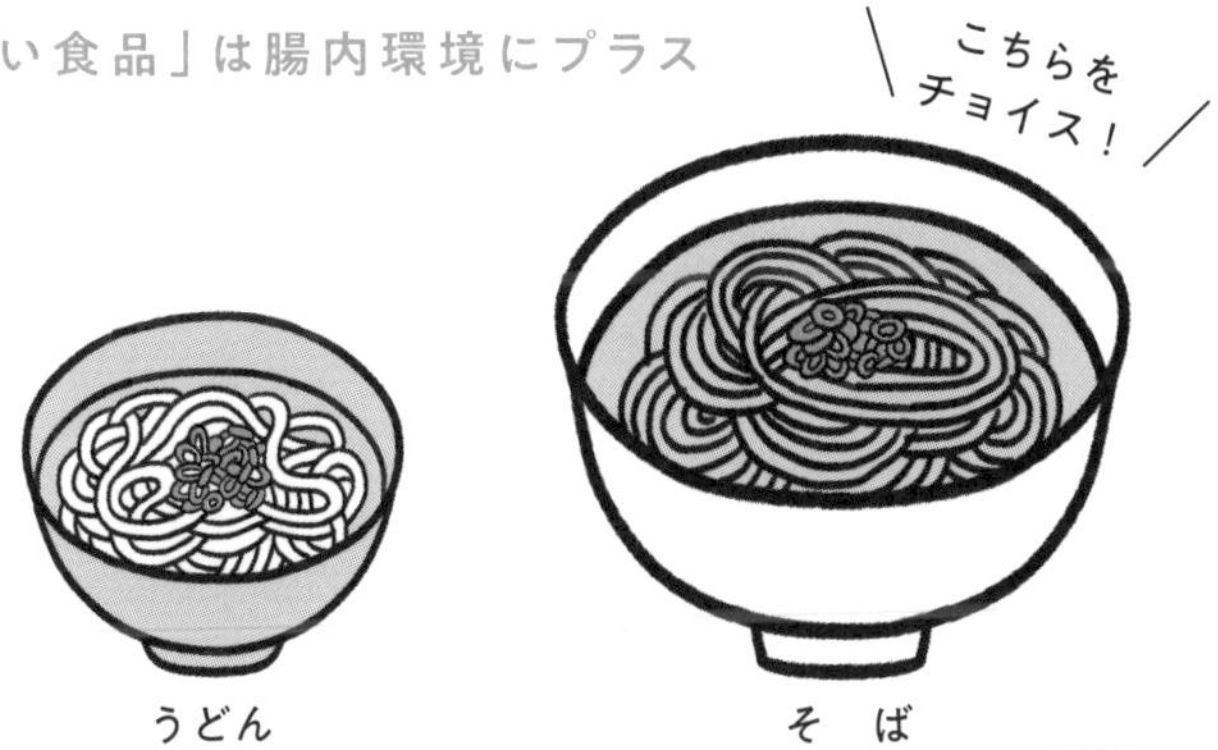

「黒」を目安に食品を選んでみよう

おすすめ

	白いもの	黒いもの
米	白米	玄米
パン	白いパン	全粒粉やライ麦を使ったパン
麺類	うどん	そば
砂糖	白砂糖	黒糖
酢	一般的な米酢	黒酢

ポイント

素材本来の栄養素を多く残した黒い食品は食物繊維が多く、腸の調子を整えてくれる。

10 毎朝、規則的な排便がないのですが……

理想は朝食後の排便

排便は起床後、または朝食後のタイミングが理想的です。夜眠っている間は、副交感神経が活発化することによって、腸ももっとも活発に消化・吸収をおこなっているからです。

食べたものの栄養分は、まず小腸が消化・吸収し、その残りかすが大腸に送られ、便になります。固形になった便はS状結腸※にたまり、朝になると、排便の準備が整っているというわけです。その後、空の胃袋に朝食が入ることによって、腸が動き出すので、朝食後に便意をもよおすのは自然な流れなのです。

人によっては排便のリズムをつかめず、朝食後に便意が起きにくいケースもあります。そんなときは、**朝食後の決まった時間にトイレに行くことを習慣づけてください**。便意を感じなくても便座に座ることが習慣になれば、自ずと便意をもよおすようになります。左ページのイラストのように、**下腹部を「の」の字にマッサージするのもおすすめ**です。

トイレに行ってもなかなか便が出ないからといって、無理にいきんだり、長時間トイレにこもったりする必要はありません。あまりいきむと交感神経の働きが高まり、体が緊張状態になって出るものも出なくなってしまいます。

※大腸の主要部分である結腸の末端部分

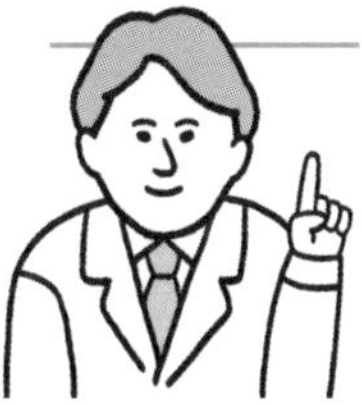

お答えしましょう！

腸が動き出す朝食後が排便のタイミング。毎朝便座に座る習慣をつけましょう。ただし無理にいきむのは禁物です。

■朝食後のリラックスした状態で排便を

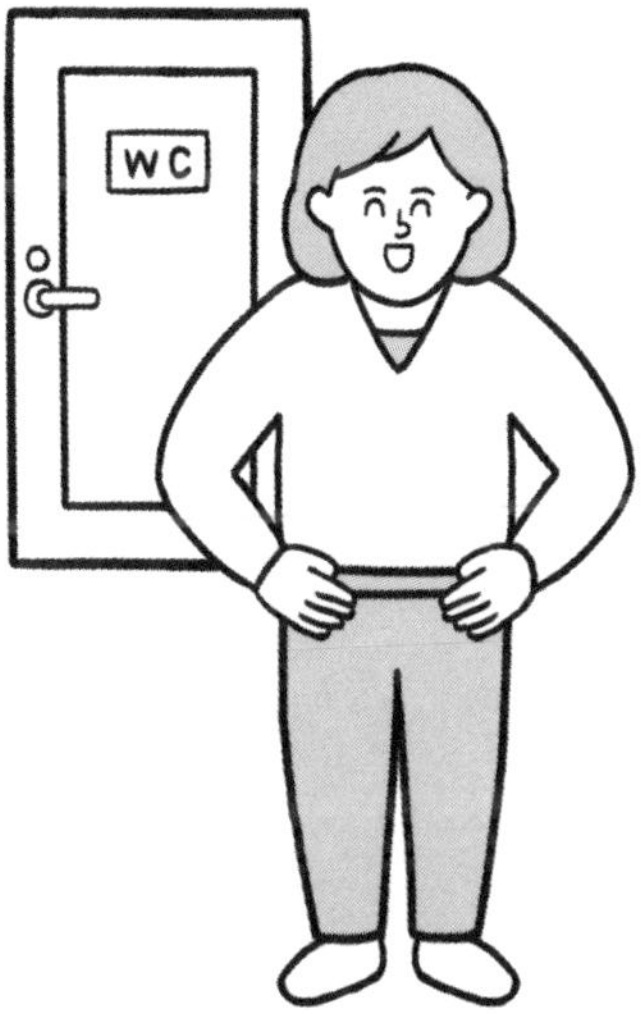

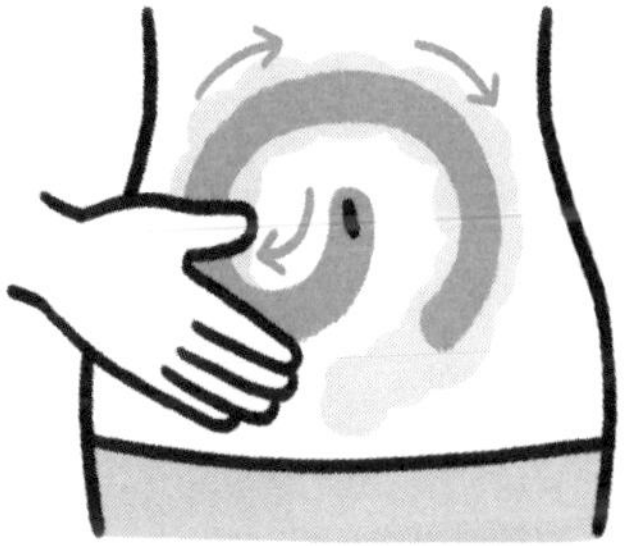

便座に座ったら、下腹部を大腸の形に沿って「の」の字にゆっくりとマッサージするのも効果的。

朝食後は腸が動き出し、便意をもよおしやすくなる。出かける間際の慌ただしい中では緊張状態になって交感神経の働きが高まるため、便意が起きないことも。腸の健康のためにも朝は時間に余裕を持って起きるようにしたい。

ポイント

朝に便意が起きないからといって無理にいきむのはNG。
まずは時間帯にこだわらず、毎日の便通を習慣にしよう。

ほかに腸を整えるコツはありますか？

大腸の四隅のマッサージを

快便が健康にとって欠かせない要素であることは、みなさんにもおわかりいただけたと思います。毎日の快便のためには食事や運動、生活習慣などに気をつけることはもちろんですが、それにプラスして、**お腹の上から腸をマッサージする方法も有効**です。

大腸は、下腹部に四角を描くような形で位置しています。その四隅に便がたまりやすく、便秘を招きやすい構造になっています。

この四隅を意識し、まずは左手で左の肋骨《ろっこつ》の下あたり、右手で右の腸骨のあたりをギュッとつかみます。そして3分程度ゆっくりともみほぐしてみましょう。

3分経ったら、次は手の位置の上下を入れ替えて同じように3分間もみほぐします。このときに大腸の四角い形状を意識しながらマッサージするといいでしょう。

こうして**もんでいくと大腸のぜん動運動を促すことができ、便秘を防いでスムーズな排便につなげることができます。**

詳しいやり方は左ページの図で紹介しています。排便の習慣を整え、腸をいまよりも元気な状態に保ちたい人は、ぜひ毎日取り組んでみてください。

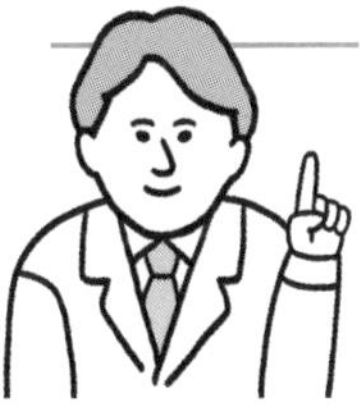

お答えしましょう！

大腸の四隅をもむマッサージで便秘を解消しスムーズな排便に。毎日の習慣にしてみましょう。

■便秘の解消に効果的な「腸もみマッサージ」

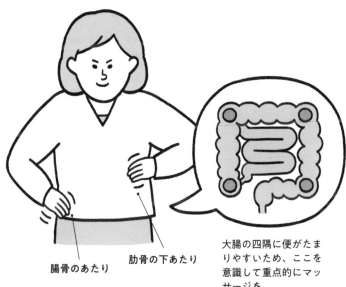

大腸の四隅に便がたまりやすいため、ここを意識して重点的にマッサージを。

3分ゆっくりともみほぐし、次は手の位置の上下を入れ替えて同様に3分おこなう。

ポイント

大腸を「ダイレクトに」つかむイメージで、しっかりともみほぐしてみよう。

サウナが腸にいいって本当ですか？

「ととのう」の正体は自律神経に深く関係

最近はサウナに親しむ人が増えてきました。かくいう私もほぼ毎日通うほど、サウナは日々のルーティンになっています。

サウナは高温の中で体を温め、水風呂や外気浴によって体を冷やす、という急激な温度変化の中で血管の収縮と拡張が起こります。その結果、自律神経を適度に刺激して血流を促し、さまざまな不調が改善される、これが「ととのう」という現象の正体です。

このサウナ、じつは腸にもおすすめなのです。**腸を温めると働きが活性化しますが、外側から腸を温めるうえでもサウナは最適**です。

オキシトシンという、いわゆる〝幸せホルモン〟を脳の視床下部から分泌するための指令を出すのが腸なのですが、**腸が温まって元気になるとオキシトシンが多く分泌され、イライラの解消に**。サウナでととのうと幸福感に満ちるのも、このオキシトシンが深く関係していると考えられます。

また、腸内環境がよくなることで、便秘や下痢を解消する効果も期待できます。

左ページでは私のサウナルーティンをご紹介していますので、よろしければ参考にしてみてください。

※高血圧など生活習慣病の持病がある方は、サウナを利用する前に必ず医師にご相談ください。

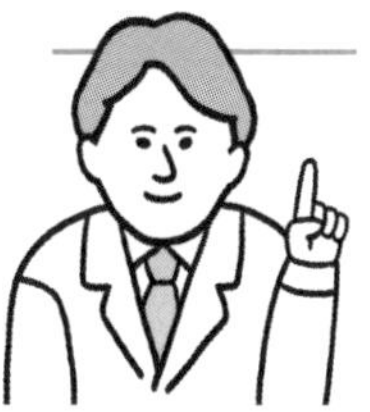

お答えしましょう!

サウナで腸が温まると血流が促進され、「幸せホルモン」の分泌も増加します。イライラや便秘の解消にも効果的です。

■小林先生のサウナルーティン

5~7分サウナに入る

↓

水シャワーを浴びる
または
水風呂に入る
(水温が16~17度の場合は水風呂に。
それよりも低温の場合は
自分に合わないため水風呂には
入らず、水シャワーを浴びる)

↓

これを
2~3回繰り返す

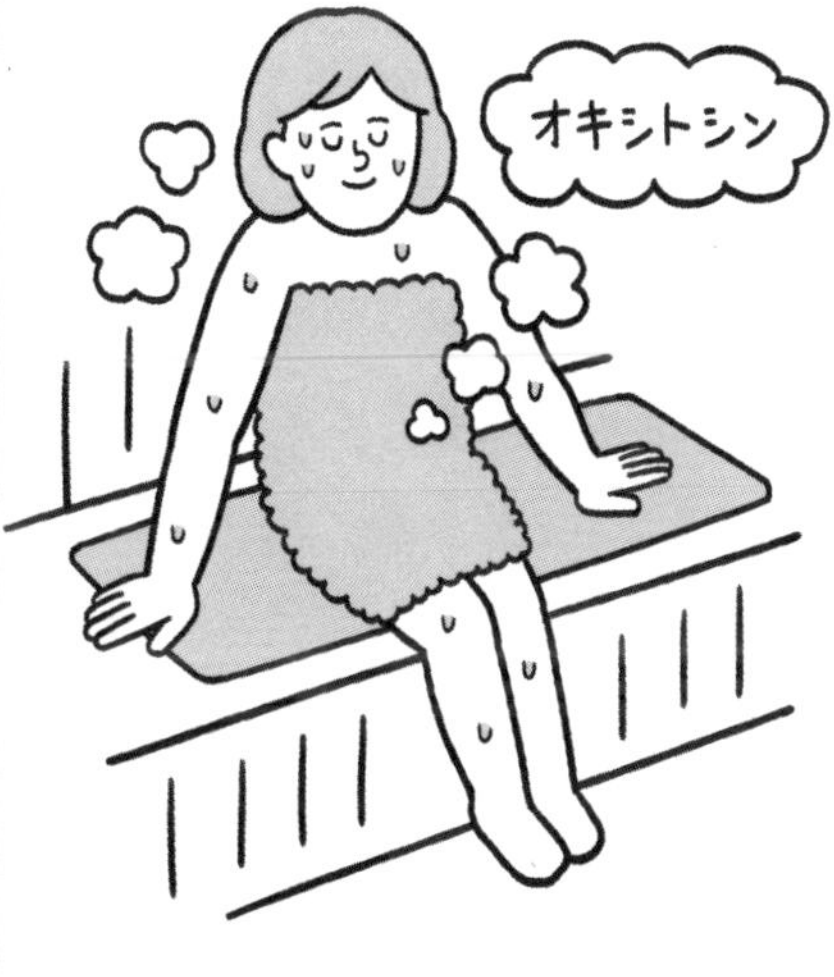

これはあくまでも私のルーティンであり、快適に感じられる時間や温度には個人差があります。くれぐれも無理をせず、自分に合ったペースで取り組んでみてください。

ここに注意!

サウナは「我慢」して入り続けるのではなく、「気持ちいい」と感じられるレベルで続けることが大切。

column
3

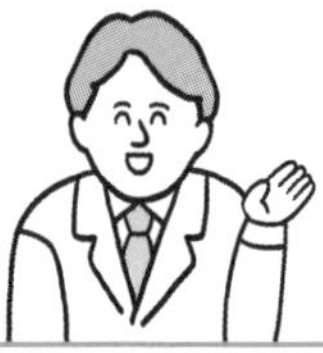

腸を整える“青いバナナ”のすすめ

みなさんは、まだ熟していない青いバナナと熟した黄色のバナナ、どちらがお好きですか？　熟したバナナは甘くておいしいですが、じつは**腸にとっては青いバナナのほうがおすすめ**なのです。

青いバナナには、スーパー食物繊維である「**レジスタントスターチ**（難消化性デンプン）」が豊富に含まれています。レジスタントスターチは腸の末端にいるビフィズス菌などに栄養を運んでくれる存在。腸内環境を整えたり代謝を上げたりするための大きな役割を果たしてくれるのです。

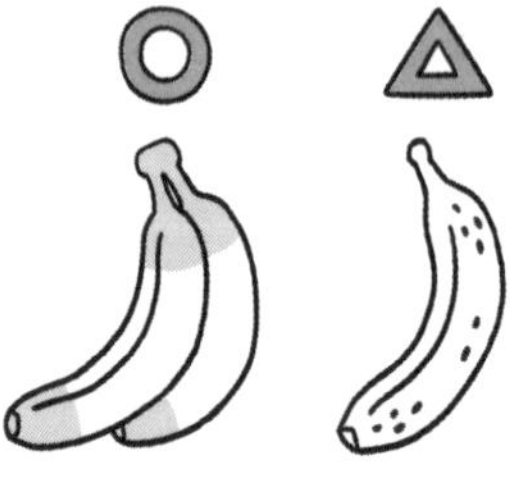

腸にとっては、まだ先端の青いバナナのほうがおすすめ。ただし、バナナは南国系の食べ物で、体を冷やす作用も。食べて冷えを感じるようであれば、量を減らしたり、フライパンでソテーして温めて食べたりするのもおすすめ。

第 4 章

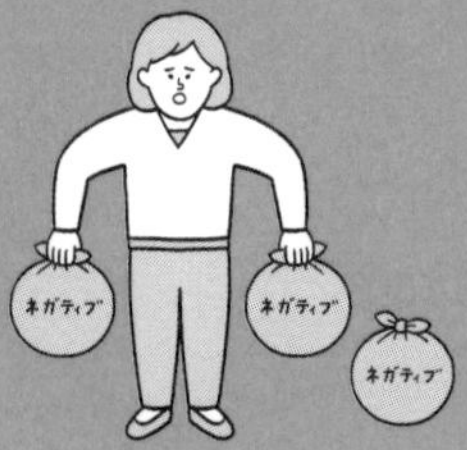

自律神経を整えれば メンタルも 強くなりますか？

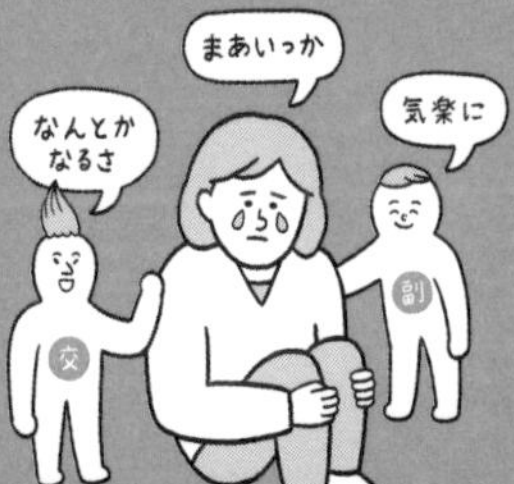

自律神経のコンディションは、体だけでなく心にも大きな影響を与えます。不安やイライラ、怒りの感情などをコントロールできないときは自律神経が乱れていることも。

ここでは、自律神経と心の関係をじっくりと見ていきましょう。

心と自律神経は、どうつながっているのですか？

メンタルの乱れは自律神経に直接影響

自律神経は、体だけでなく、メンタルの状態とも深い関係にあります。

怒りを感じたり、不安な気持ちになったりして、**メンタルの状態が不安定になると、交感神経の働きが高まり、血流が悪くなります。**自律神経は体中を巡る血液をコントロールしているため、血流が悪くなると、必要なエネルギーが全身に届かなくなります。

特に脳の場合は、栄養や酸素が不足すると、記憶力や判断力の低下を招いてしまいます。内臓や各器官も同様で、体調不良や見た目に及ぼす悪影響という形で、不調が表面化してきます。それほど、心と体は自律神経を介して深くつながっているのです。そのバランスを崩さないためにも、普段からメンタルの安定した生活を送ることを心がけましょう。

特に**対人関係のストレスなどは交感神経を強く刺激するので、睡眠のリズムの乱れや自律神経失調症にもつながりかねません。**そこから大きな病気を招く可能性もゼロではないのです。

人間の「心」と「体」を完全に切り離して考えることはできません。目に見えない「心」のコンディションにも気を配り、健康な毎日を送れるようにしていきましょう。

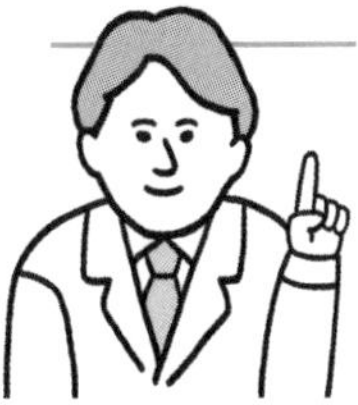

お答えしましょう!

ストレスを感じると交感神経の働きが高まるなど、心は自律神経と深く関わっています。体だけでなく心の健康にも気を配りましょう。

■メンタルが乱れると自律神経も乱れて不調に

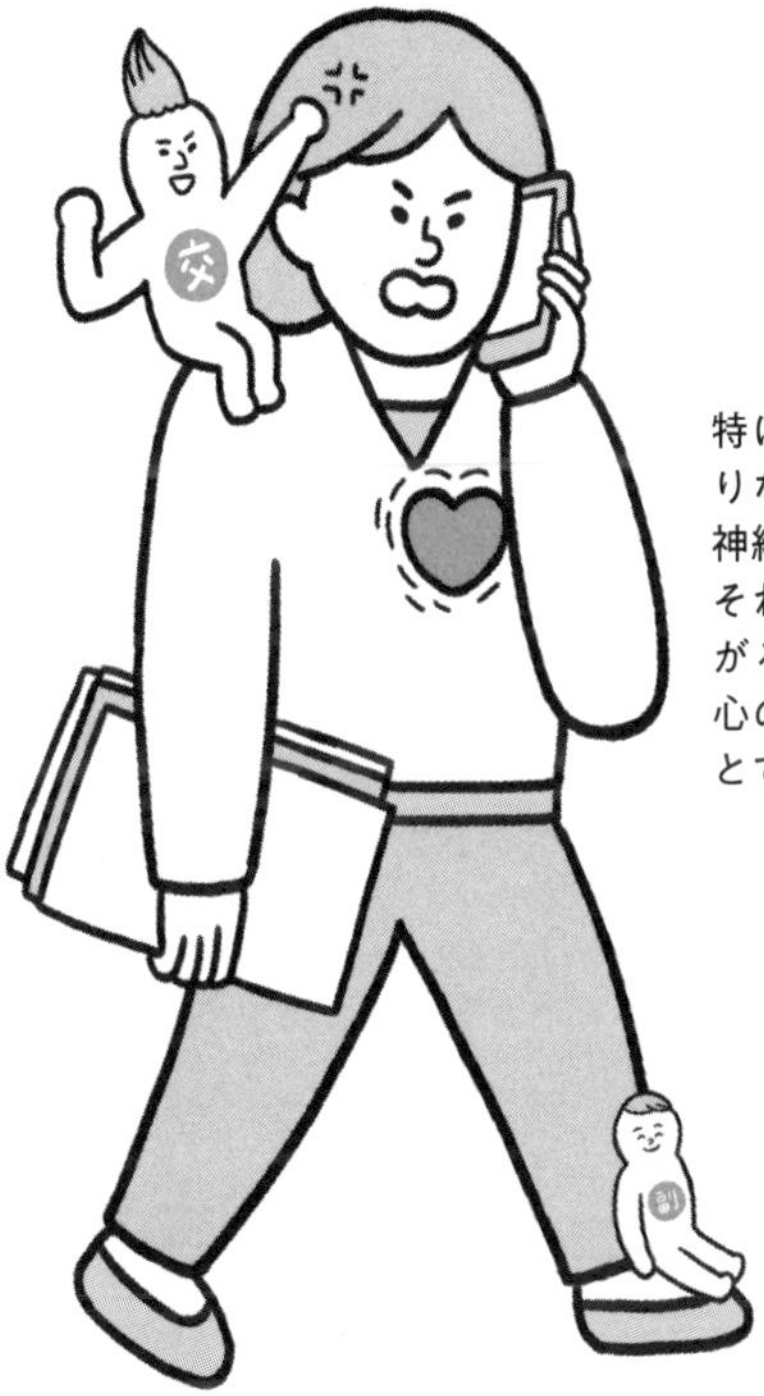

特に強いストレスや怒りなどを感じると交感神経が働き血流が低下。それが体の不調につながることも多いため、心の健康を保つこともとても大切。

ポイント

「病は気から」という言葉もあるように、メンタルの落ち込みなどが病気の引き金になることも少なくない。

仕事がたまってくると焦ってしまいます……

やるべき仕事に優先順位をつけよう

やるべきことがたくさんあって忙しいときは、心に余裕がなくなって、焦って「あれもこれも」と次のことを考えがちになります。

しかし、山積している仕事をいっぺんに片付けるのは、スーパーマンでもなければ無理。**焦れば焦るほど、自律神経の乱れを引き起こし、心や体のダメージを増大させてしまいます。**

そうならないためには、いま何を優先してやらなければいけないのか、作業の流れを自分の頭の中で整理して、ひとつずつ確実に片付けていくことが大切です。

まず自分で「今日やろう」と決めたことを手帳などにメモして、**やるべきことが複数ある場合は、それらのすべてに優先順位をつけ、片付けていく手順を整理します。**「長期」「中期」「短期」と締め切りに応じて分類することによって、これらの優先順位が決まれば、自ずと作業の流れもスムーズになります。

また、ひとつずつ片付けていくうちに、残りの作業にどう取り組むか、目標が明確になり、集中力も高まっていきます。

脳がもっとも活性化するのは朝なので、アイデアや企画力が必要な作業は、この時間帯に優先して行うのがおすすめです。

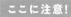

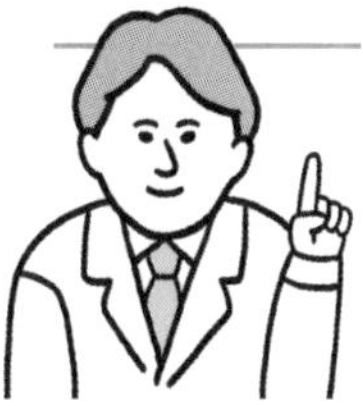

お答えしましょう!

次のことを考えすぎるのはNG。
焦らずにやるべき仕事を整理して、
ひとつずつ取り組んでいきましょう。

■やることが次から次へと出てくると混乱することも

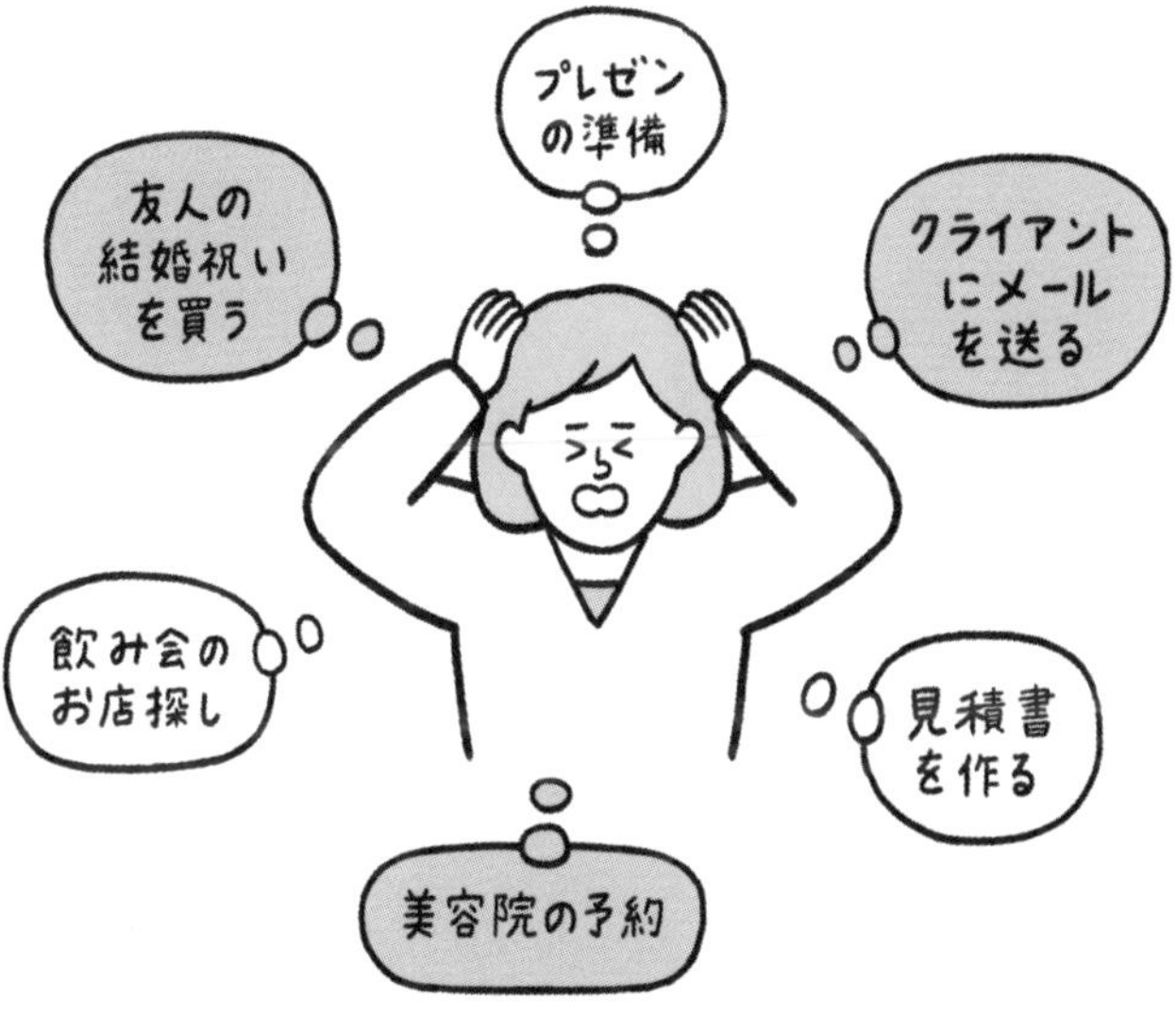

プレゼンの準備
友人の結婚祝いを買う
クライアントにメールを送る
飲み会のお店探し
見積書を作る
美容院の予約

タスクがたまってくると心が落ち着かず、判断力も低下しがち。余裕のなさがストレスになって交感神経ばかりが優位になってしまう。焦ったところで状況は変わらないのだから、まずは目の前のタスクに優先順位をつけ、ひとつずつ着実に片付けていこう。

ここに注意!

「焦る」と交感神経の働きが高まり、血流はたちまち悪くなってしまう。まずはリラックスを。

最近疲れていて、笑うことが減りました……

口角を上げると副交感神経がアップ

毎日のストレスフルな生活で、しばらく笑っていないな、という人もいるかもしれません。そんなときは、たとえつくり笑いであっても、鏡の前で笑ってみましょう。**口角を上げることで顔の筋肉の緊張がほぐれ、副交感神経が優位に。その結果、心はリラックスでき、血液の流れも改善されます。**

最近の研究では、笑うことが体の免疫力をアップさせ、がん予防にも効果があるナチュラルキラー（NK）細胞を増大させることが明らかになってきました。

また、笑うことは脳の活性化につながり、認知症の予防にもなるといわれています。さらに、辛いことや悲しい出来事に見舞われて落ち込んでいる人にとっては、笑うことが元気を取り戻すきっかけになることもあります。

反対に怒ったり、イライラしたりすると、自律神経が乱れて血管が損傷し、老化のスピードが加速してしまいます。

大切な自律神経をバランスよく機能させ、心の健康を取り戻すためにも、毎日ちょっと意識して笑ってみましょう。どんなときでも常に笑顔でいることで、あらゆることがプラスに働き、心も体も楽になるはずです。

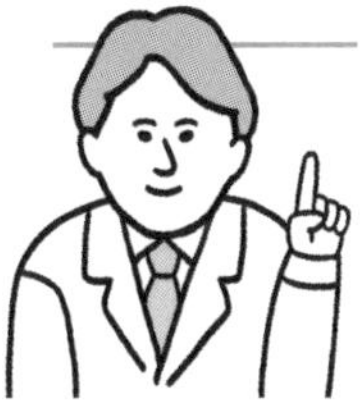

お答えしましょう！

まずは無理にでも笑顔をつくってみましょう。口角を上げると顔の筋肉がほぐれて免疫力アップの効果もあります。

■「つくり笑い」は自律神経にもプラスに

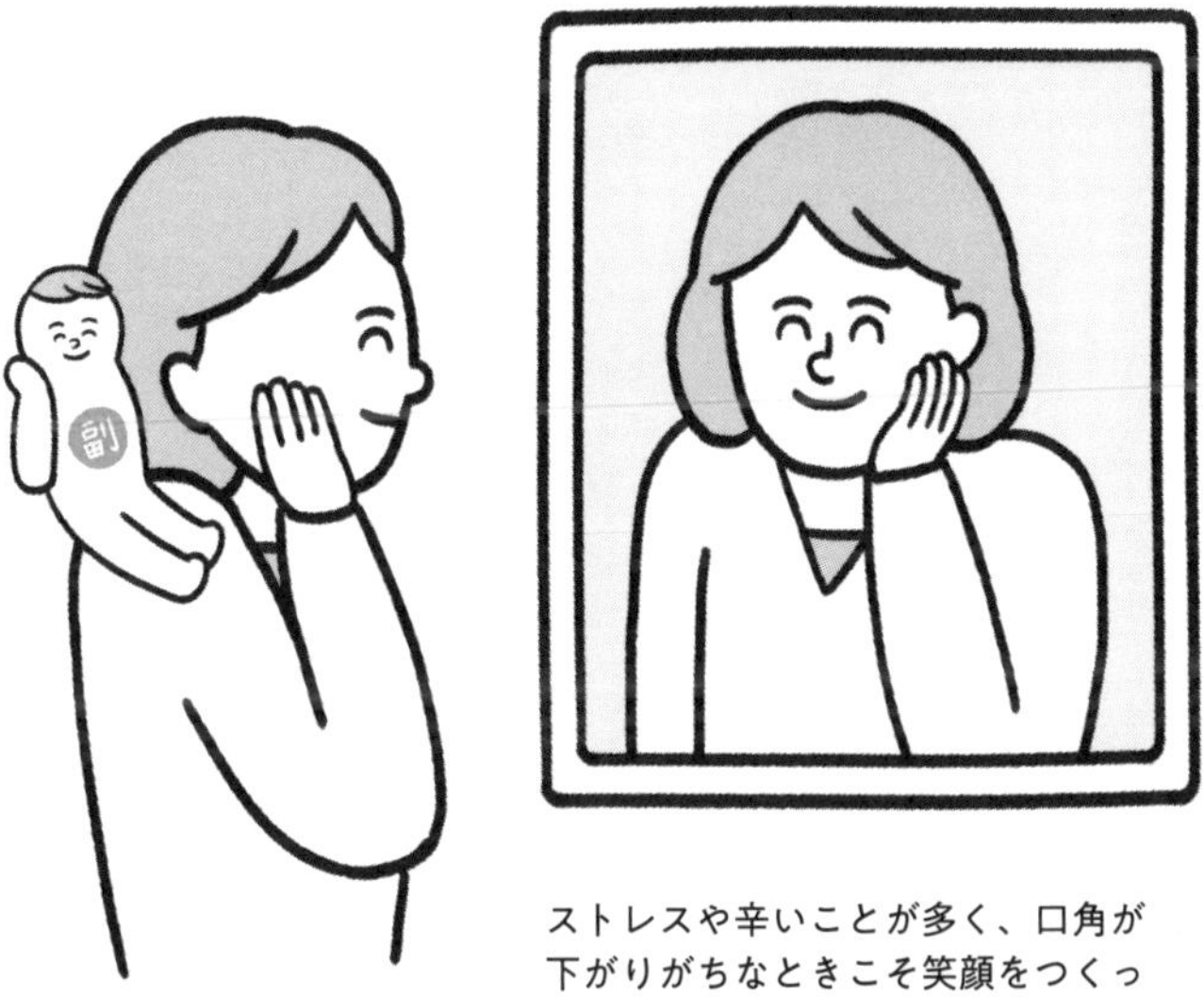

ストレスや辛いことが多く、口角が下がりがちなときこそ笑顔をつくって副交感神経の働きを高めてみよう。いつの間にか心が軽くなり、それに合わせて体の不調がやわらぐことも。

ポイント

「笑う門には福来たる」の精神は自律神経においても効果的。苦しいときこそ笑ってみよう。

毎日ため息ばかりついてしまいます

深い呼吸は自律神経に効果的

ため息は心配事や悩み事があったり、仕事で疲れていたりするときなどに出がちです。

何度もため息をついていて、「幸せが逃げてしまうよ」と忠告を受けたことのある人もいることでしょう。

でも、大丈夫。**ため息は自律神経の面から見ると、じつはとても体にいいもの**なのです。

悩んでいるときや疲れがたまっているときは、体が緊張でこわばり、呼吸も浅くなって、血管が収縮した状態になっています。これでは、自律神経も不安定になってしまいます。

そんなときに「ふぅ〜」とゆっくり長くため息をつくことによって、浅くなっていた呼吸が深くなります。さらに滞っていた血流がよくなり、酸素の供給量も増えるため、副交感神経の働きを高めてくれます。

逆にため息をつくのを我慢すると、血流はますます悪くなり、頭痛や肩こりなどにつながる可能性も高まってしまいます。

深い呼吸は自律神経を整えるうえで欠かせません。仕事や家事の最中にため息をつきたくなったら、自分の心と体をリセットしてくれる自浄作用だと思って、リラックスしながら「ふぅ〜」と長く息を吐いてみてください。

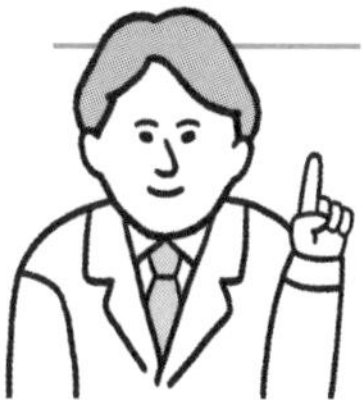

お答えしましょう!

ため息は悪いものではありません。
呼吸が浅くなっているときこそ深いため息で
副交感神経の働きを高めましょう。

■ゆっくりと深い「ため息」をつこう

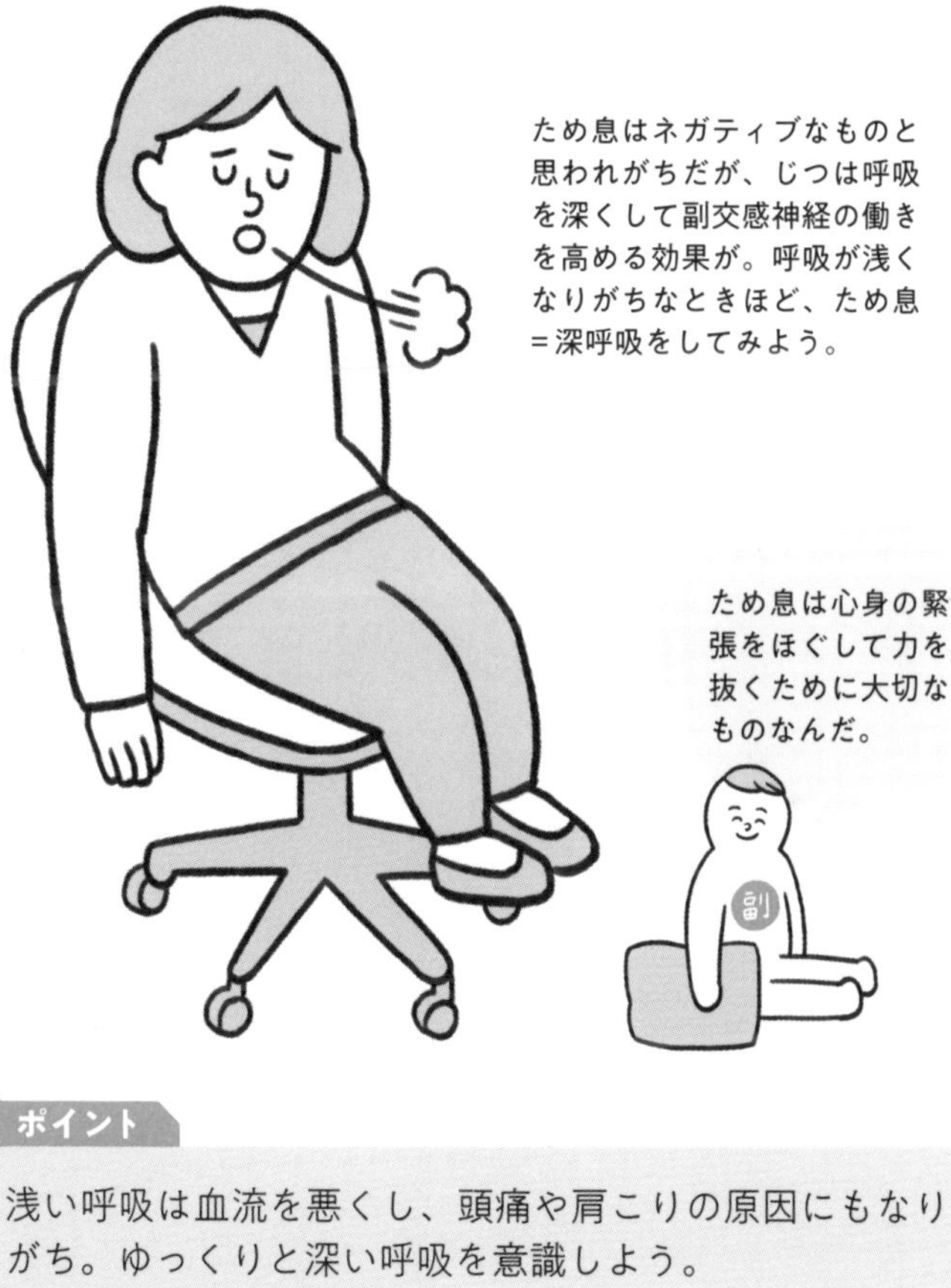

ため息はネガティブなものと思われがちだが、じつは呼吸を深くして副交感神経の働きを高める効果が。呼吸が浅くなりがちなときほど、ため息＝深呼吸をしてみよう。
ため息は心身の緊張をほぐして力を抜くために大切なものなんだ。

ポイント

浅い呼吸は血流を悪くし、頭痛や肩こりの原因にもなりがち。ゆっくりと深い呼吸を意識しよう。

嫌なことがあったときの心の持ち方を教えてください

人生を豊かにする〝魔法の言葉〟を

人生、常にいいことばかりとは限りません。ときには予想外の出来事やアンラッキーなアクシデントに見舞われ、精神的に落ち込んでしまうことだってあります。

そんなときに「なんて自分はツイてないんだろう」「なぜあいつばかりが……」と愚痴《ぐち》ったり、妬んだりしてみても根本的な解決にはならず、メンタルは落ち込んだままです。

特にひとりでがんばりすぎてしまうタイプの人は、自分の努力が報われなかったり、認められなかったりすると、激しく落ち込みます。当然、自律神経にもよい影響を与えません。

そんなときは、**「仕方がない。なんとかなるさ」とつぶやいてみましょう。**「ドンマイ」でも「ま、いっか」でもかまいません。なるべくポジティブな言い方になるように自分自身で工夫してみてください。

この種の言葉を口にすると、自ずと緊張で張りつめていた肩の力が抜けて、気持ちがスッと楽になるはずです

どんな困難に直面しても、気楽さを表現する言葉を口にし続けて、口グセにしてしまえば、自律神経は安定するでしょうし、きっとあなたの人生も豊かなものになるでしょう。

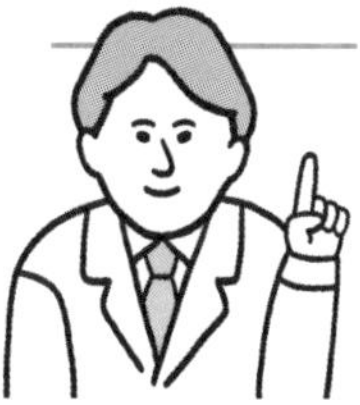

お答えしましょう！

「なんとかなるさ」「ドンマイ」のようなポジティブな言葉を口グセにしましょう。肩の力が抜けて心が楽になるはずです。

■どんなときも「気楽さ」を忘れずに

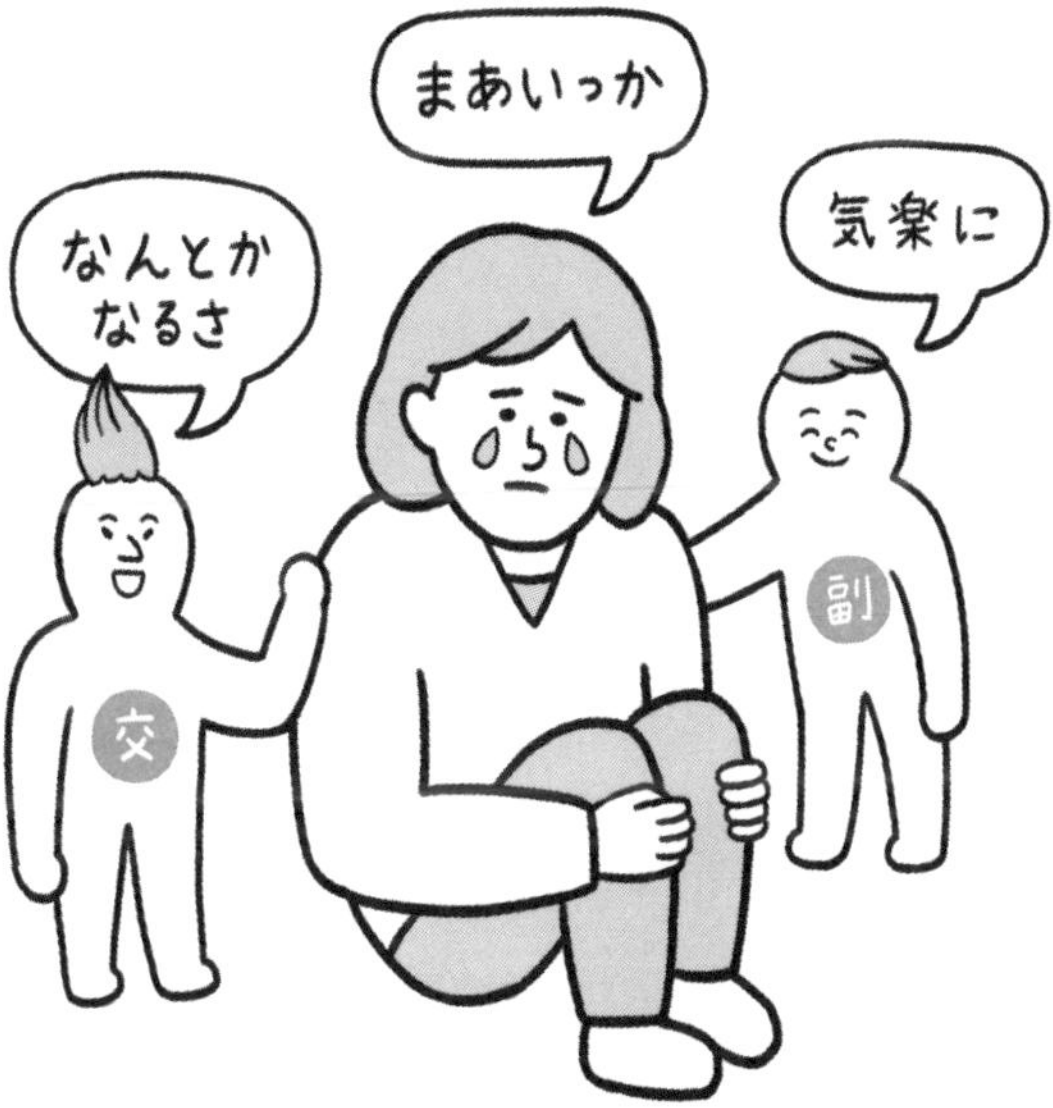

辛いときは、思い詰めれば思い詰めるほど、よりネガティブな方向に考えてしまうという悪循環に陥りがち。そんなときこそ、自分にかけるポジティブな言葉を口にしてみよう。気持ちが軽くなるとリラックスでき、自律神経のバランスも整ってさらに前向きな気持ちになれる。

ポイント

心を楽にするポジティブな言葉を口グセにしてしまえば、やがてその言葉が自分を守ってくれる。

6

怒るのは体によくないって本当ですか？

怒ることは百害あって一利なし

人間のさまざまな感情を表現する言葉に「喜怒哀楽」があるように、「怒り」も自然と湧き出るものです。

しかし怒りの感情は、自律神経の観点からするとじつはあまりよいものではありません。**人間は怒りを感じると、強く刺激された交感神経が、優位になりすぎてしまうのです。**

怒ってばかりいる人は、交感神経が過剰に働き、長い興奮状態にさらされますから、やがて睡眠のリズムも乱れ、自律神経失調症を発症する可能性も高まります。

そうならないためには、とにかく怒らないことが一番ですが、頭ではわかっていても、人はなかなか怒りの感情を抑えられません。

怒りの感情が湧いたら、まず深呼吸して自分自身を落ち着かせましょう。そして、ゆっくりと考えるのです。「なぜ自分は今、腹を立てたのだろう？」「自分には何か精神的な不安や問題がないだろうか？」と。そうこうしているうちに、いつの間にか怒りは収まっています。

誰かと口論になったときも、こちらがゆっくり話すように心がければ、相手もゆっくりした口調になり、穏やかな話し合いに変わっていく可能性も高くなります。

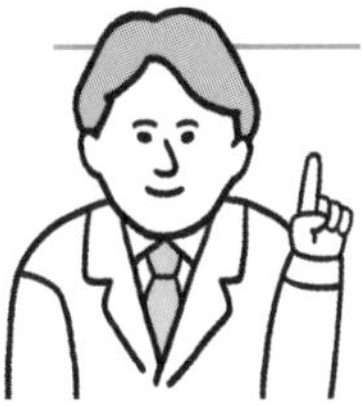

お答えしましょう！

「怒り」が体によくないのは本当です。交感神経を強く刺激し、心身の不調のもとに。まずは深呼吸をして落ち着きましょう。

■「怒り」の感情は心身にマイナスに働く

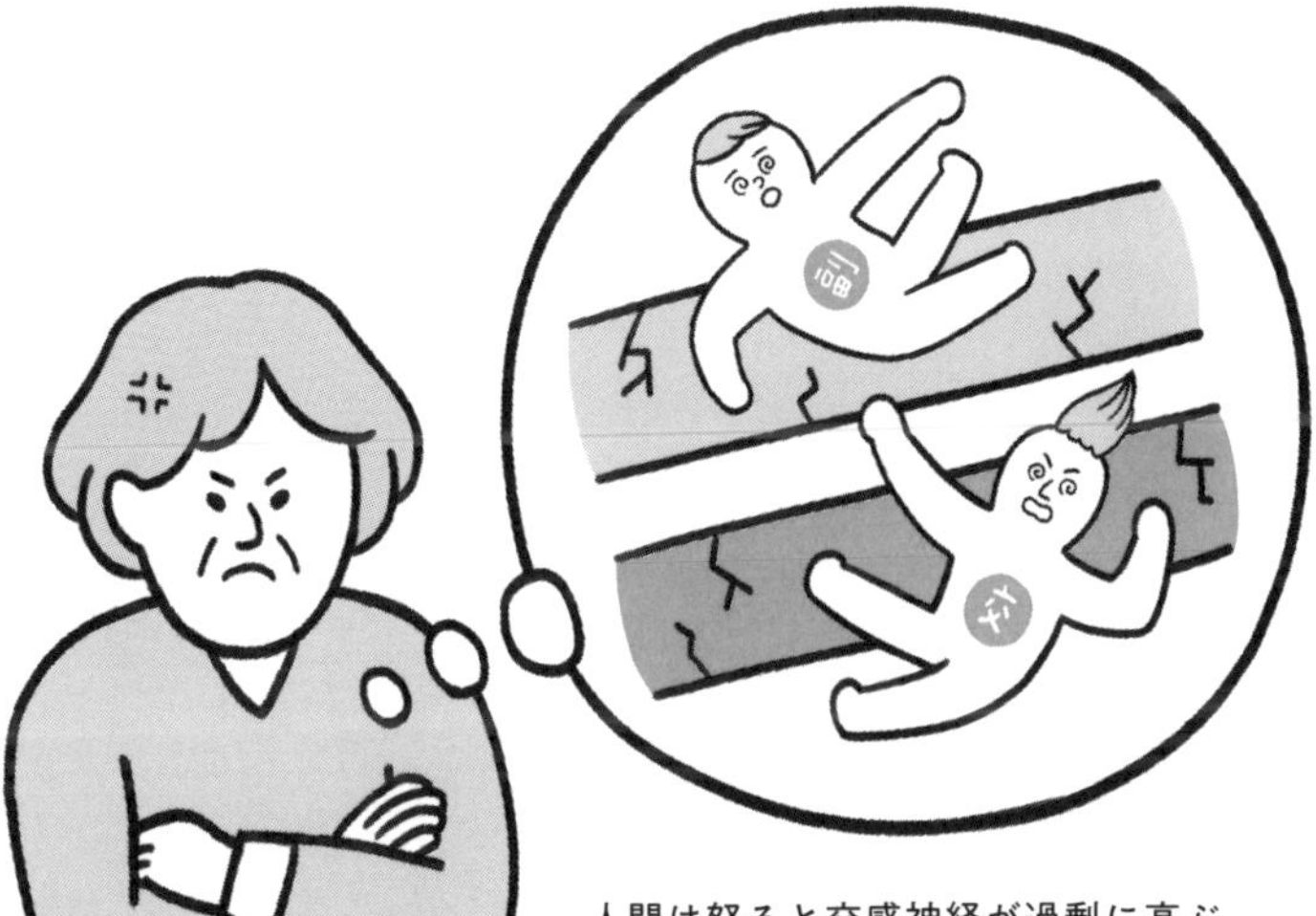

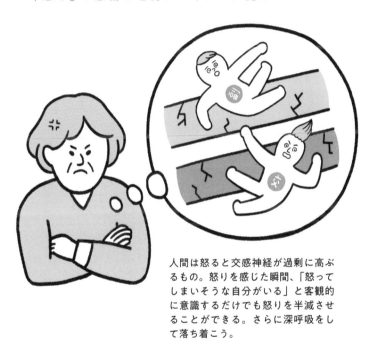

人間は怒ると交感神経が過剰に高ぶるもの。怒りを感じた瞬間、「怒ってしまいそうな自分がいる」と客観的に意識するだけでも怒りを半減させることができる。さらに深呼吸をして落ち着こう。

ポイント

怒りそうになったら、まずは「黙る」を意識するのも効果的。これだけでもクールダウンできる。

心が元気になる言葉はありますか？

自律神経も喜ぶ「ありがとう」

心と自律神経が元気になる言葉をご存知ですか？　それは「ありがとう」です。

家族や友人、近所の人だけではなく、買い物などの際にお店の人に何かをしてもらったり、家に商品を配達してもらったりしたときに、あなたは「ありがとう」と口に出して、きちんと感謝の気持ちを伝えていますか？

「こちらは客なのだから、何かしてもらうのは当たり前」と何も言わない人もいるかもしれませんが、どんなときでも「ありがとう」を口にする習慣が身についているかどうかで、その人の心や自律神経の状態を知ることができます。

「ありがとう」という言葉には、自分自身はもとより、周りの人たちの心や自律神経にも、よい影響をもたらす働きがあります。

最初に「ありがとう」と言えば、次に続く言葉も自然と穏やかになり、相手も気持ちよく聞いてくれるので、人間関係を円滑にします。

人間は生かされている存在であり、生きていくうえで、周囲の人たちの支えは欠かせません。それに気づくことで、初めて感謝の気持ちが生まれます。意識して「ありがとう」を使うことができれば、心が安定し、自律神経も整っていくのです。

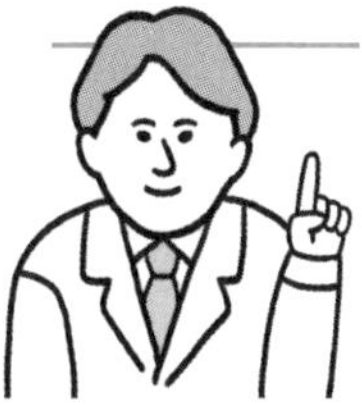

お答えしましょう！

自分も周りの人も元気になる「ありがとう」は自律神経が整うエネルギーワード。自分から積極的に使ってみましょう。

■お互いの「ありがとう」がよい相乗効果を生む

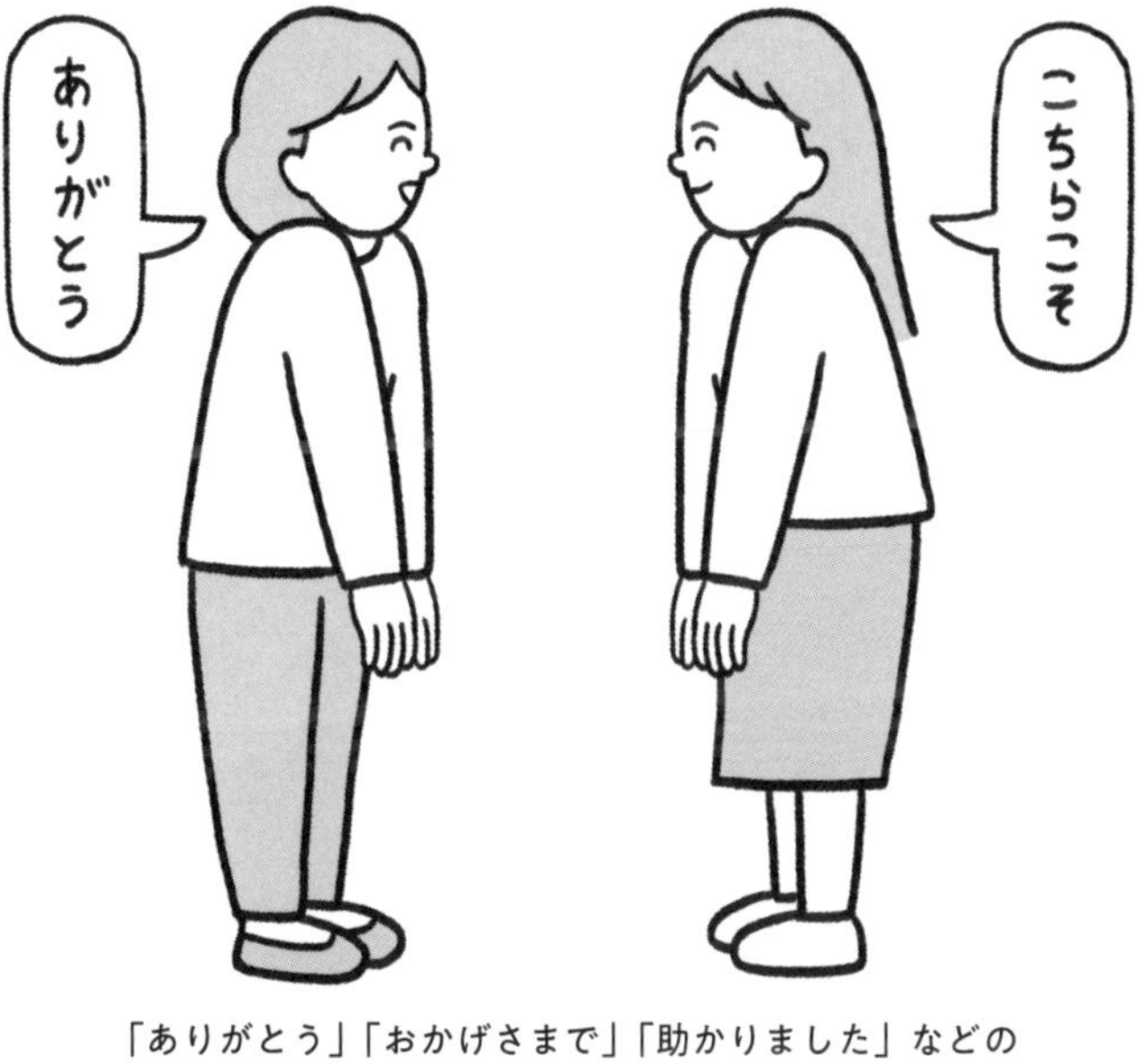

「ありがとう」「おかげさまで」「助かりました」などの言葉は人間関係を円滑にする。自分から積極的に感謝の気持ちを伝えるとその場の空気が柔らかくなり、副交感神経の働きも高まる。ギスギスとした雰囲気になりそうなときほど、意識して口に出してみよう。

ポイント

人間が生きていくためには、ほかの人の支えが不可欠。それを忘れず感謝の気持ちを言葉にしよう。

仕事の対人関係に悩んでしまい、どうしていいかわかりません

「自分は自分」と割り切り、スルーも大事

仕事上のストレスは、自律神経にも悪い影響を及ぼします。ストレスの最大の要因となるのは、やはり対人関係です。

相手が自分の思いどおりにならなかったり、自分と周りの人たちを比べて劣等感を抱いたり、心がマイナスの方向に引っ張られてしまいます。しかも、対人ストレスは自分ひとりでは解決できないため、その分悩みも深刻化し、自律神経のバランスも大きく崩れてしまいます。

ストレスで悩みやイライラが生じると、交感神経が優位に働き、血流を滞らせてしまうことに。その結果、脳への血液が回りにくくなり、思考力も低下するため、感情をコントロールするのが難しくなります。

そんな状態に陥らないためには、**「人は人、自分は自分」と割り切る**のが一番です。

他人の意見に左右されない確固たる信念を持って、常にブレることなく、自身の価値観を貫けるよう人間力を磨くのです。

それでも他人の目が気になる場合は、**スルーするスキルを身につけること**も大切です。心がマイナスの方向に引っ張られることは「見ざる聞かざる」に徹し、常に気分が高まることだけを考えていれば、自律神経も安定します。

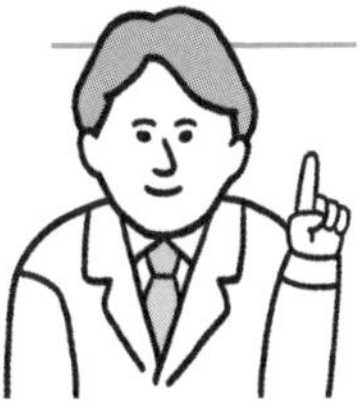

お答えしましょう!

対人関係は自分ひとりでは解決が難しいもの。「人は人、自分は自分」と割り切りましょう。スルースキルも身につけるといいですね。

■他人に左右されないメンタルを持とう

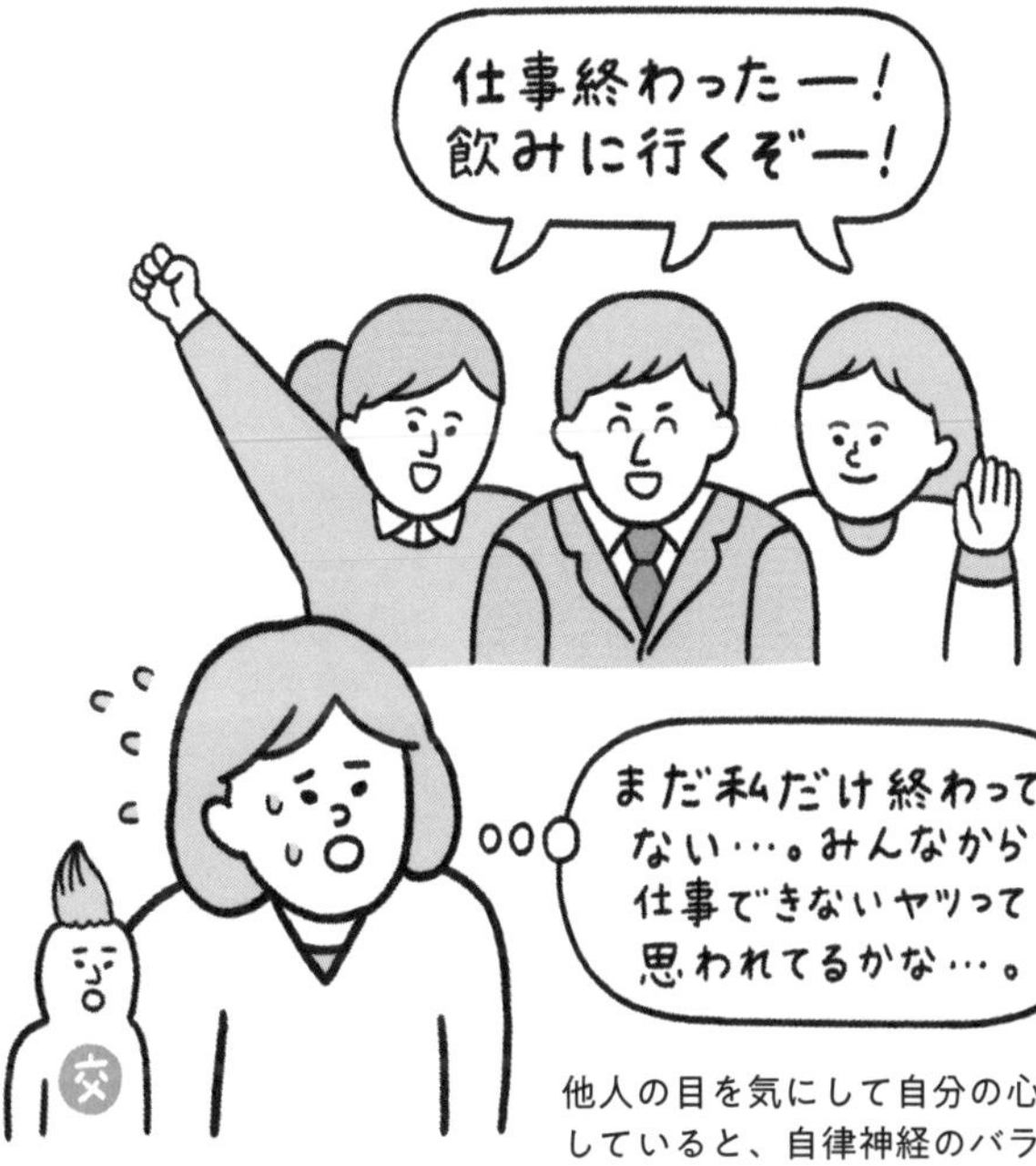
仕事終わったー!
飲みに行くぞー!
まだ私だけ終わってない…。みんなから仕事できないヤツって思われてるかな…。

他人の目を気にして自分の心を犠牲にしていると、自律神経のバランスにも影響して健康を害してしまう。「人は人、自分は自分」の精神でストレスを受け流すスキルを身につけていこう。

ポイント

自分ひとりで解決できないことで悩んでも、時間の無駄だと割り切るのもひとつの手。

忙しいと部屋が散らかってしまいます……

一度に片付けようとしなくていい

ストレスの原因は仕事上のプレッシャーや人間関係だけではありません。

部屋が散らかっている、キッチンや浴室が汚れているなど、生活環境に由来するストレスも、自律神経を乱す原因となります。

心も自律神経もよい状態を保ちたいなら、部屋をきれいにして、生活環境を心地よいものに変えていきましょう。じつは片付けるという行為には、副交感神経を高め、気持ちをリラックスさせる効果があるのです。

しかし、散らかっている部屋を一度に片付けようとがんばりすぎると、思いどおりに進まず、逆にストレスを増大させてしまいます。片付けきれずに余計に手のつけられない状態に陥ることもあるでしょう。

そんなときは**「1日1片付け」**が**おすすめ**です。その日のうちに片付けたい場所を1ヵ所だけ決めて、「今日は引き出し1段」「明日は棚1列」など無理のない計画で作業を進めます。「30分以内で1日1片付け」を守って**少しずつ片付けていけば、心が落ち着き、自律神経も安定したものになります**。きれいに整理された空間で過ごすことは、心身にとてもよい影響を与えてくれるのです。

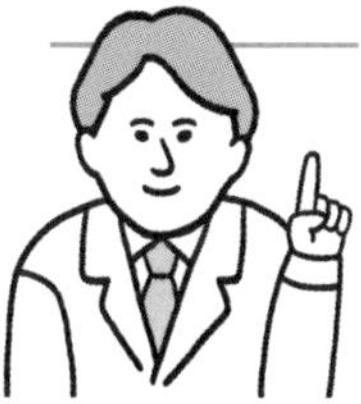

お答えしましょう!

部屋が散らかると自律神経も乱れてきます。一度にやろうとせず「今日はここだけ」と決めて30分以内で片付ける習慣をつけましょう。

■「30分以内で1日1片付け」を習慣にしよう

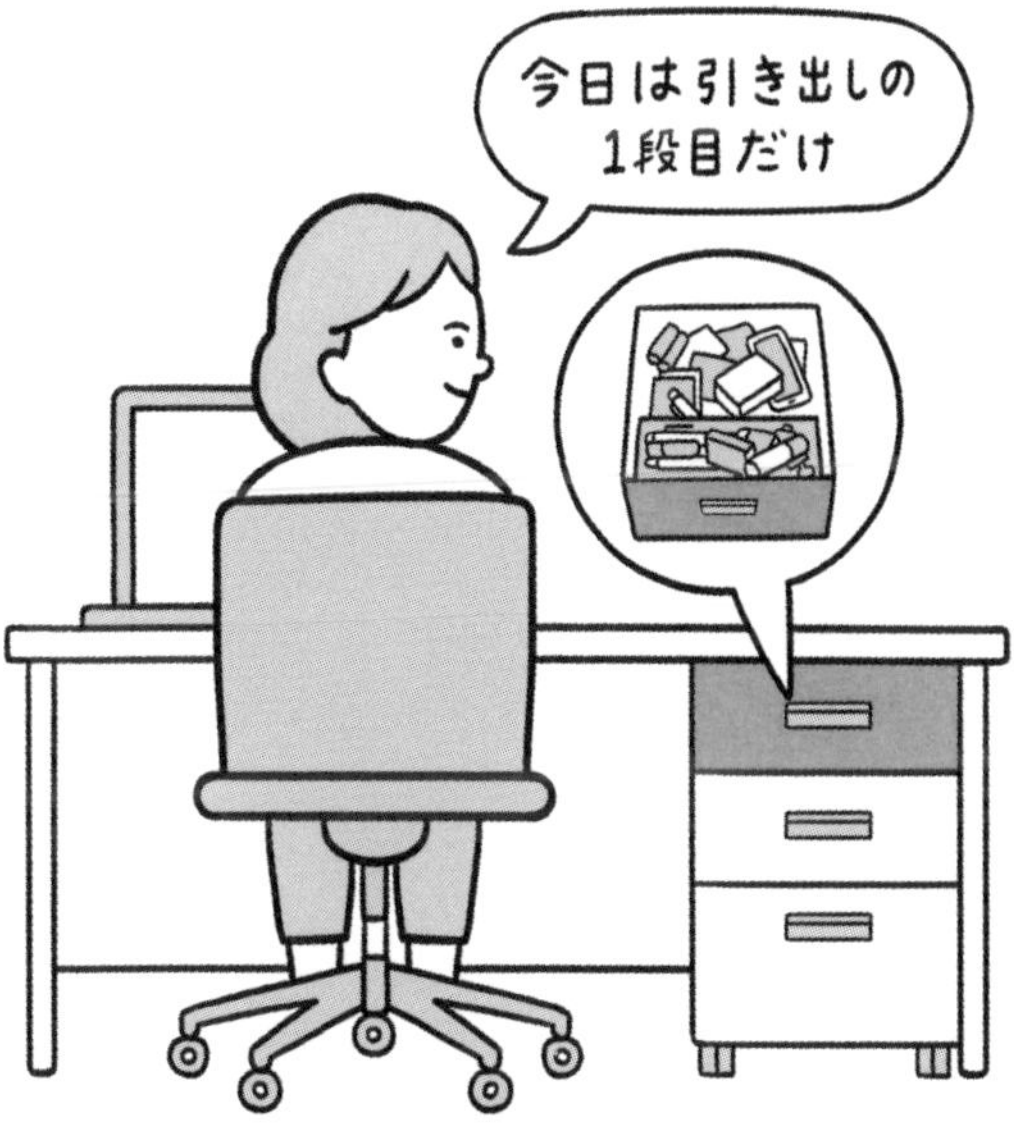

人の心は住環境にも影響を受けやすい。部屋が散らかっていれば自律神経が乱れ、自律神経が乱れるとさらに片付けられなくなるという悪循環に。無理をして一度に片付けようとすると負担になるため、「今日はここだけ」と決めてコツコツと片付けていこう。

ポイント

「部屋はその人の心の状態を映し出す」と言っても過言ではないほど、現在の心理状態が表れる。

ネガティブな感情をずっと引きずってしまうのですが……

気持ちが落ち込むと老化も進む

イライラや怒り、嫉妬、不安、心配……など、ついつい引きずってしまうネガティブな感情。こうした感情を長く抱えていると交感神経の働きが強くなり、白血球の中に存在する免疫細胞のひとつ、**顆粒球が増加**します。その結果、**大量の活性酸素が体内にばらまかれるため、正常な細胞が傷ついてしまう**のです。

そうなると、自律神経を介して老化が進み、病気の発症リスクも急上昇します。

また、メンタルの不安定さによる自律神経の乱れは、腸の働きを低下させます。大腸の悪玉菌が増えると、腸内の毒素も増え、疲労感や肌荒れ、便秘などの原因にもなります。

腸は人体を病気から守る免疫器官として**〝第2の脳〟**のような役割を果たしているため、腸内環境の悪化は、脳にもストレスを与え、精神的にも不安定になってしまうのです。

そんな〝負のスパイラル〟を解消するには、ネガティブな感情を引きずることなく、早く忘れるに限ります。

些細なことで怒ったり、イライラしたりせず、常に気持ちに余裕を持って、頭の中で好きな曲のメロディを思い出すなどして、心を平静に保つよう努力しましょう。

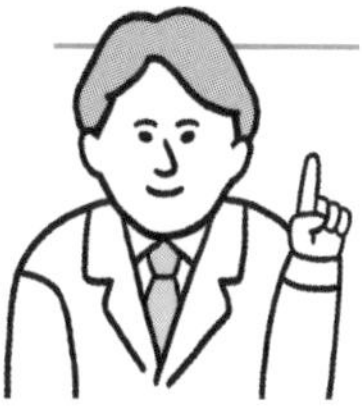

お答えしましょう！

ネガティブな感情が体に及ぼす影響は
とても大きいものです。
引きずらずに早めに忘れるに限ります。

■「ネガティブ」な感情はまとめて断捨離

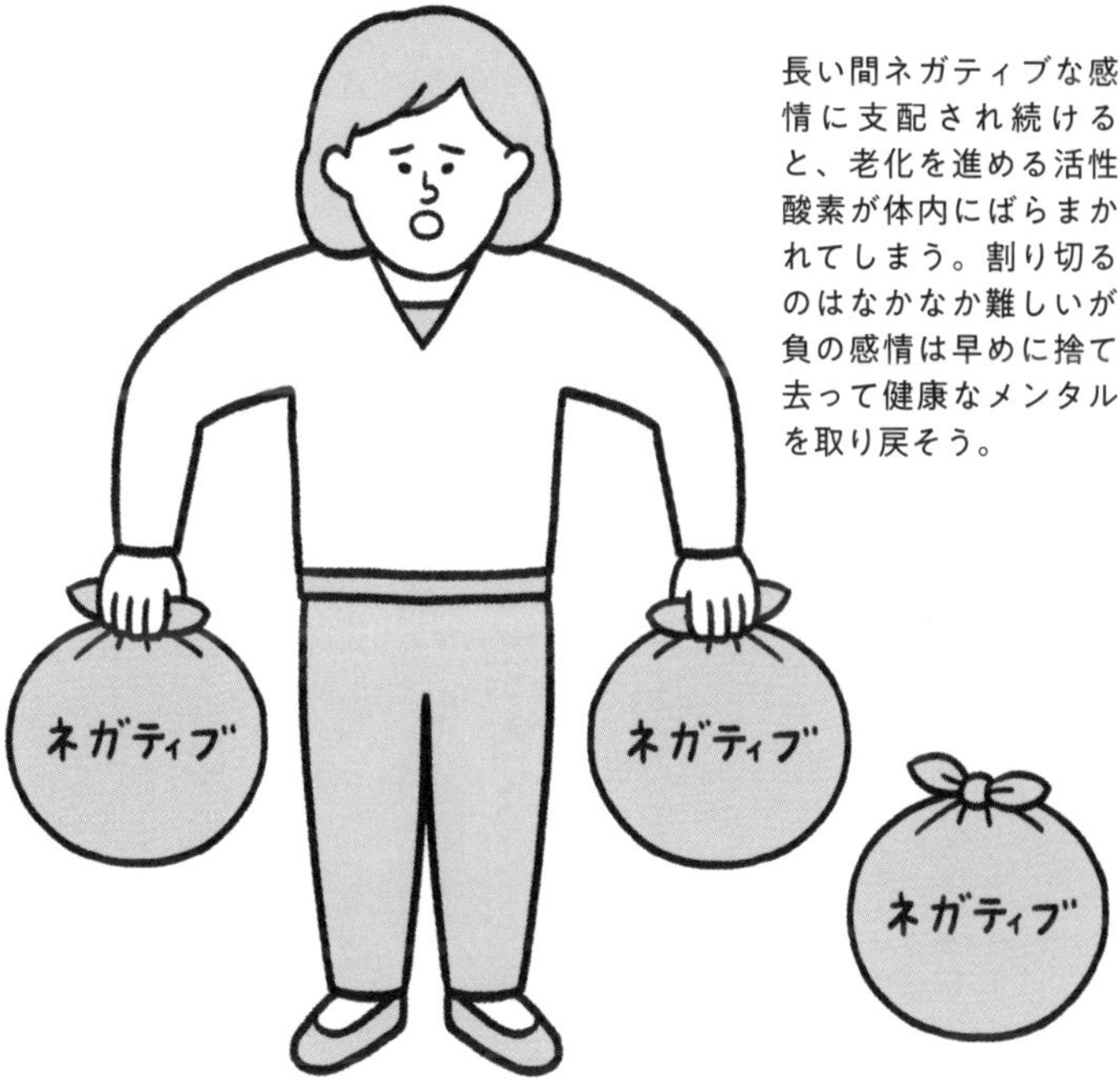

長い間ネガティブな感情に支配され続けると、老化を進める活性酸素が体内にばらまかれてしまう。割り切るのはなかなか難しいが、負の感情は早めに捨て去って健康なメンタルを取り戻そう。

ポイント

老化を進め、病気の発症リスクも高める活性酸素を増やさないよう、いつもプラス思考で過ごしたい。

自律神経によい呼吸法を教えてください

「ワンツー」の呼吸法を取り入れて

呼吸と健康は密接な関係にあります。

心に余裕があるときの呼吸は、1分間に15〜20回ですが、ストレスやプレッシャーを強く感じて緊張しているときは、20回以上に増えてしまいます。

緊張しているときに深呼吸をすると心が落ち着くのは、副交感神経が優位になることで、免疫細胞が活性化して、末端まで血流がよくなるからです。

そうなると、筋肉が緩むため、体がリラックスした状態になり、肩の力も抜けてきます。

このように**呼吸は、唯一自分の意思で自律神経をコントロールできる手段**なので、ネガティブな思考に陥ったときは、深呼吸をして、自律神経のバランスを整えてみましょう。

副交感神経を活性化して血流をよくするには、「1」の割合で吸って、「2」の割合で吐く「**ワンツー呼吸法**」が効果的です。

まず鼻から3〜4秒かけて息を吸い、口をすぼめて6〜8秒かけて、なるべくゆっくり口から息を吐くのがコツです。

ストレスを感じてイライラしていたり、集中力がなくなっていたりするときは、この呼吸法を使って、気持ちを落ち着かせてください。

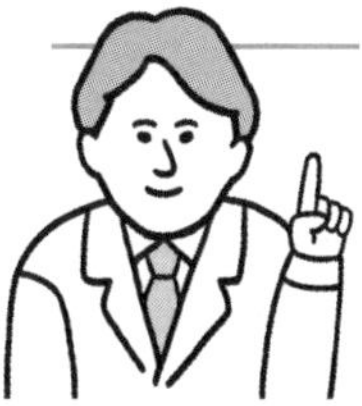

お答えしましょう!

「1:2(ワンツー)呼吸法」は
免疫機能が上がり気持ちも落ち着くので、
取り入れてみてください。

■自律神経を整える「ワンツー呼吸法」

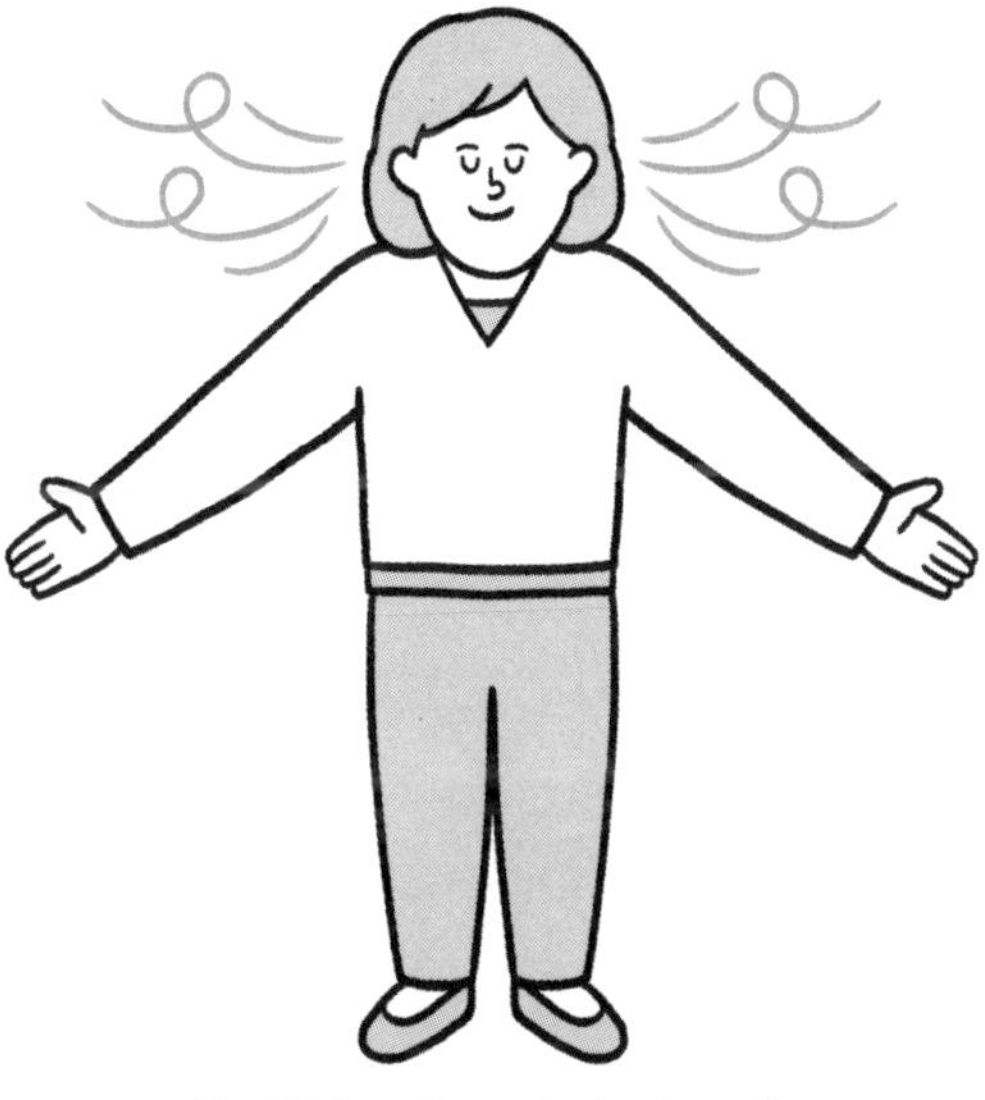

副交感神経を高めて血流を促す「ワンツー呼吸法」を繰り返すと気持ちも落ち着いてくる。毎日意識しておこなってみよう。

ワンツー呼吸法のやり方

1.
鼻から3〜4秒かけて息を吸う

2.
すぼめた口から6〜8秒かけてゆっくりと息を吐く

これを1日1回、3分間程度かけておこなうとよい

ポイント

呼吸は、自律神経をコントロールできる唯一の方法。忙しいときやイライラしているときには、特に深呼吸を心がけて自律神経を整えよう。

いらないものや服がなかなか捨てられないのですが……

年に一度のリセットを習慣に

いらないものがあふれた空間で暮らすことは、自律神経にはとてもマイナスです。

私にとって、仕事や人間関係以外で一番のストレスは「ものが多くて落ち着かないこと」だと痛感したのは、50代の初めでした。当時の私は自律神経が最悪の状態で、これをなんとかリセットして、悪い流れを断ち切りたいと考えていました。

そんなときに気づいたのは、クローゼットの中に着ない洋服がたくさんぶら下がっていて、〝タンスの肥やし〟状態だったことです。

人間誰しも衝動買いをするものですし、楽しく買い物をすることで、ストレスの解消にもなるでしょう。しかし、買ったあとで、結局着る機会のないままクローゼットの中に服がたまる一方だと、服があふれかえり気分は落ち着かず、自律神経のバランスも悪くなってしまいます。さらに、歳を重ねるほどに片付けが億劫になってしまうため、**体が元気に動くうちから片付けを習慣づけることが大切**なのです。

1年の始まりには、クローゼットの中を見直してみましょう。すっきりとしたクローゼットに新しい衣類を揃えると心がリフレッシュし、満ち足りた気分になれます。

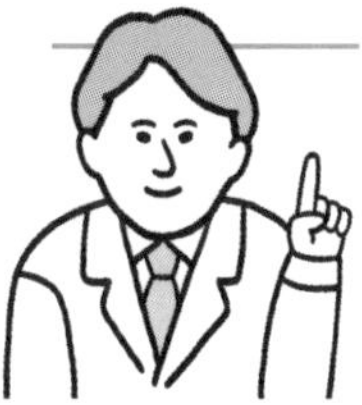

お答えしましょう！

年齢を重ねるほど片付けが億劫になるため、早いうちからものを手放す習慣をつけましょう。捨てるときは「ありがとう」の気持ちも添えて。

■年に一度"タンスの肥やし"の整理を

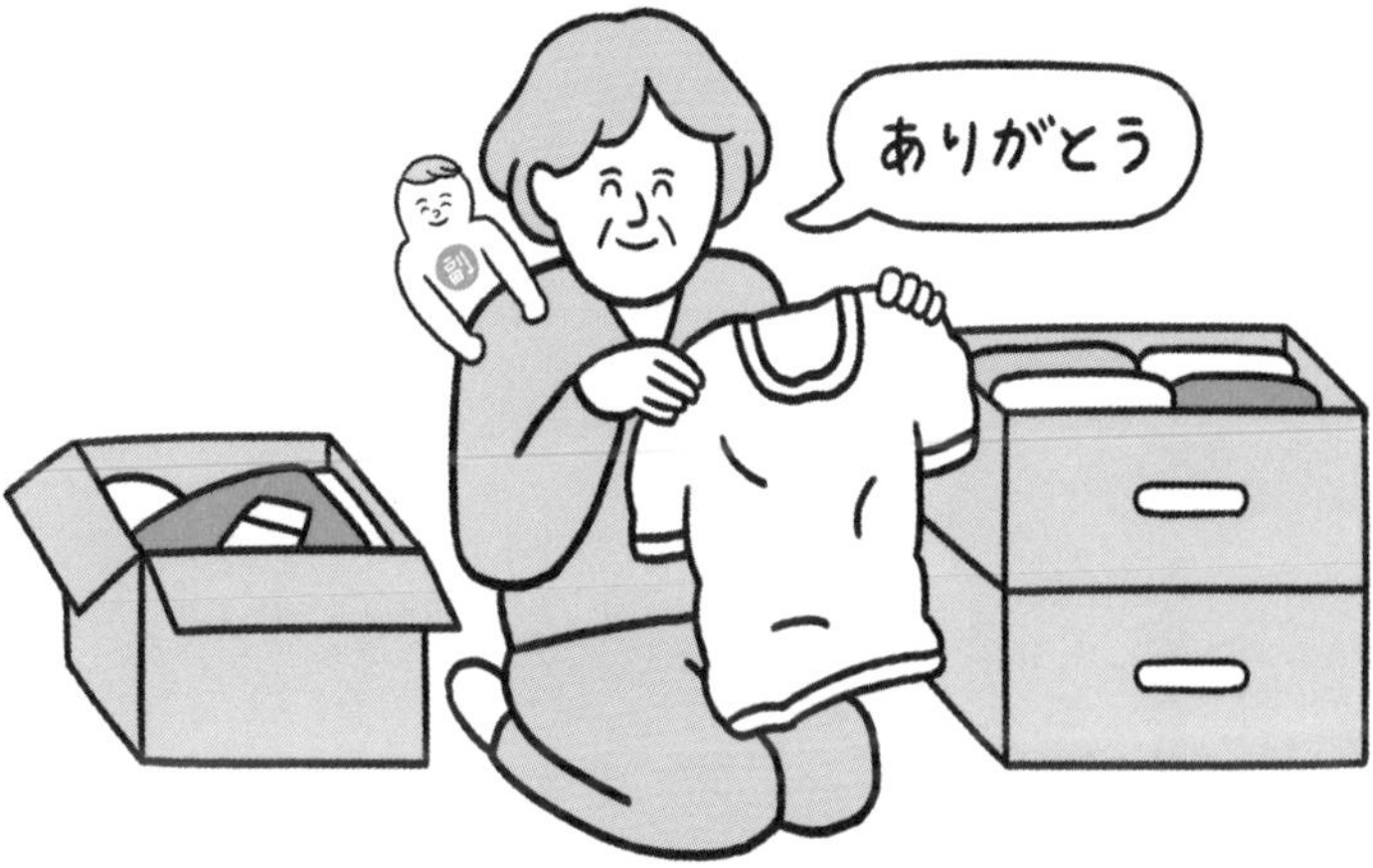

古くなったもの、しばらく着ていないもの、買ったけれどあまり着なかったもの……。そんなアイテムを整理し、「ありがとう」の言葉を添えて処分を。すっきりとしたクローゼットは風通しがよくなり、開けるたびにすがすがしい気持ちに。副交感神経の働きもアップする。

ポイント

ものをため込むことなく、常に取捨選択を心がけながら心地よい空間を維持しておこう。

心の不調と自律神経

13

人間関係を整理するコツはありますか?

「万人に好かれるのは不可能」と割り切る

良好な人間関係を維持するのは、なかなか難しいものです。あまり気が合わない人と惰性で付き合い続けたり、人間関係を損なってはいけないとの思いで気の進まない飲み会に嫌々出席したり……という人も多いはずです。

嫌な気持ちを引きずったままだと、交感神経が過度に働き、血管が収縮して、心拍数、血圧ともに上昇します。そんな状態が長引けば長引くほど、血流が一層悪くなり、自律神経も乱れて、心身に悪影響を及ぼしてしまいます。

このような悪循環に陥らないためには、無理に相手に合わせようとせず、ときには**「ノー」と断る勇気も必要**です。「嫌われたらどうしよう」と内心ビクビクしていても、実際は断られた相手は何とも思っていなかった、なんていうこともあります。本当にいやなら、自分の気持ちに正直になるべきです。

もし、それが原因で人間関係がこじれてしまったら、所詮はその程度の縁だったのです。**「万人に好かれるのは不可能」**と割り切り、その人と距離を置くことをおすすめします。

すべての人間関係を思いどおりにできずとも、自分を大切にして自然体で生きることをなるべく心がけてみましょう。

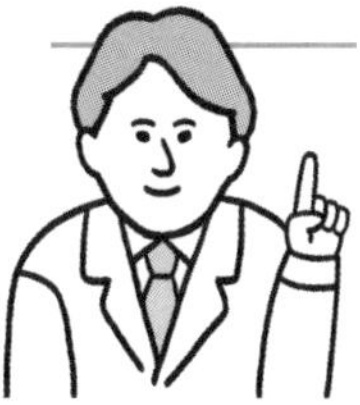

お答えしましょう!

「万人に好かれるのは不可能」と割り切り、自分が心地よいと思える人以外とは距離を置いてもいいのでは。

■人間関係は、心の声に耳を傾け、無理をしない

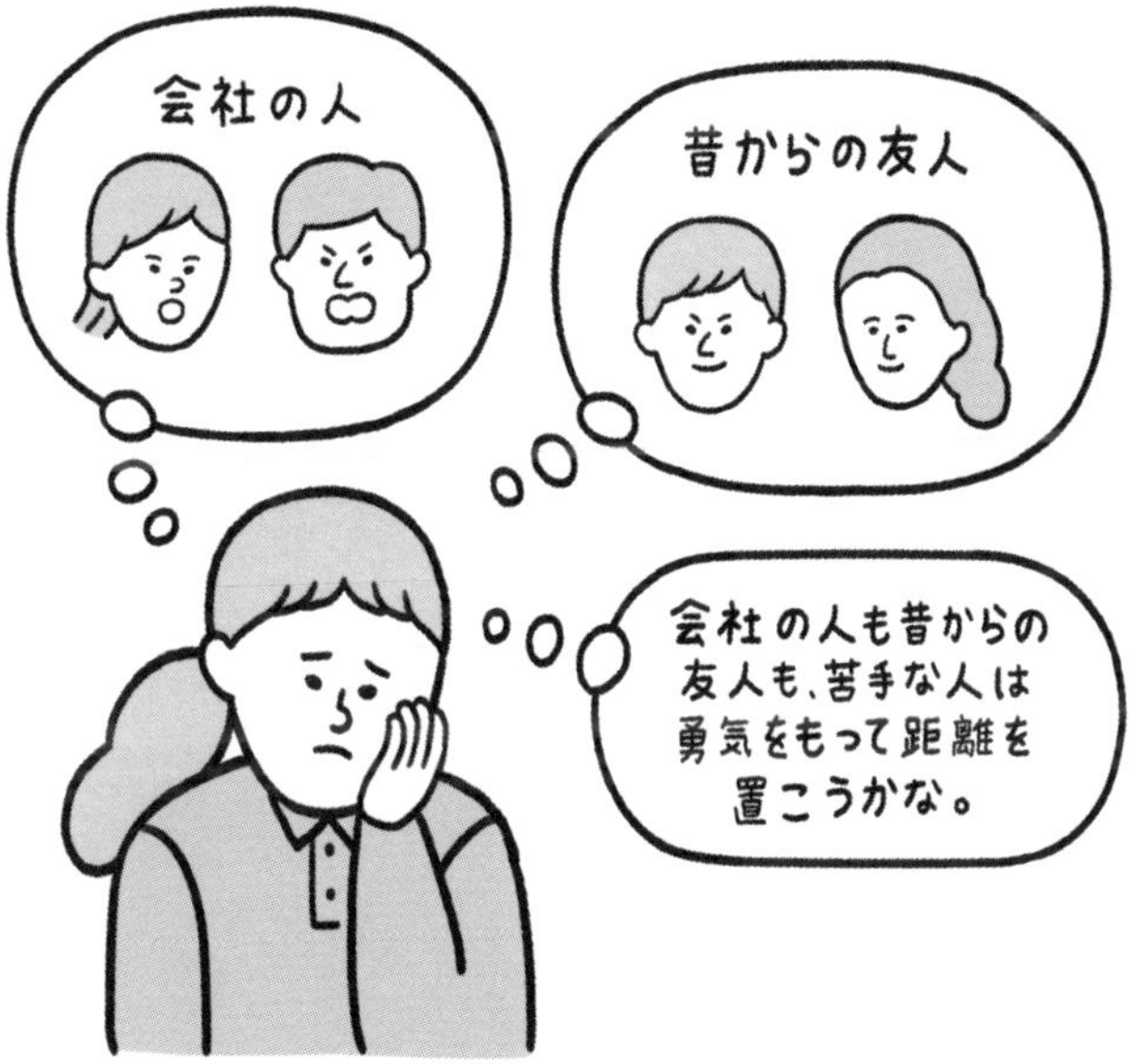

会社の人
昔からの友人
会社の人も昔からの友人も、苦手な人は勇気をもって距離を置こうかな。

一緒にいてもストレスを感じたり、嫌な気持ちになったりするような人とはできるだけ距離を置き、ときには「ノー」と断る勇気も必要。「万人に好かれるのは不可能」と割り切って自然体の生き方を。

ポイント

「嫌われたくない」という執着を手放すと心が楽になり、より自然体で生きることができる。

マインドフルネスで自律神経が整うって本当ですか？

瞑想を生活に取り入れる

「マインドフルネス」という瞑想法をご存知でしょうか。これは「いまここにある現実」だけに目を向けて雑念を排除し、心を安定させる瞑想の手法で、誰でもかんたんに始めることができます。このマインドフルネスの**「ひとつのことに集中する」手法には、じつは自律神経を整える効果がある**のです。

例えば、呼吸をしているときは呼吸だけに意識を向け、「いま鼻から吸った息が肺を膨らませている」と目の前のことに集中します。

また、食事をしているときには、自分が何を食べているのか意識しながら、自分のやっていることを頭の中で実況中継してみましょう。「肉汁とタレの甘みがよくマッチしている」「隠し味の柚子《ゆず》が効果的」など、実際に感じたことを言葉で表現してみるのです。

そうすれば、知らず知らずのうちに食べるペースがゆっくりになり、一つひとつをじっくり味わうことができます。いつの間にかたまっていたストレスや雑念が消え去り、食事の楽しさで心も満たされるはずです。

意識が散漫になりがちな日常の中でも、こんなふうに工夫ひとつでストレスを解消し、自律神経を安定させることができるのです。

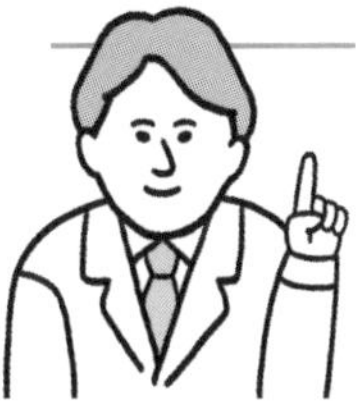

お答えしましょう!

ひとつのことに集中する「マインドフルネス」は自律神経を整える効果があります。すぐに始められるので取り入れてみましょう。

■「いまこの瞬間」に意識を集中させてみよう

〈例〉

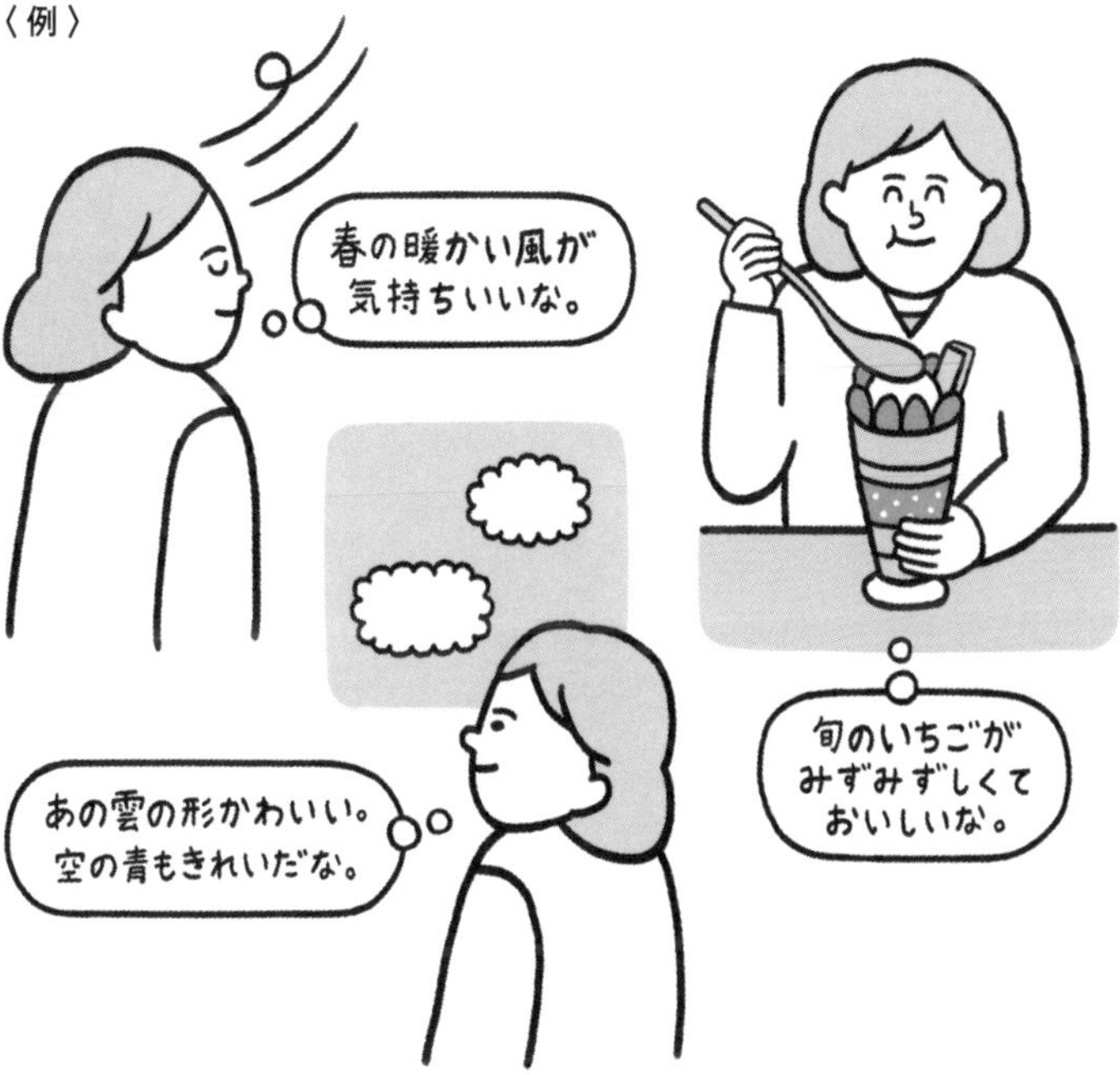
春の暖かい風が気持ちいいな。
旬のいちごがみずみずしくておいしいな。
あの雲の形かわいい。空の青もきれいだな。

ポイント

いまこの瞬間の一つひとつに集中してじっくりと向き合うと、いつの間にか心が満たされていく。

体にいいことはわかっていても長続きしません……

ルールに縛られすぎるのは逆効果

さまざまな健康法を実行するにあたり、ある程度のルールは必要ですが、四角四面になって、ルールに縛られてしまうのも考えものです。

例えば、「毎日この運動を続けよう」と目標を立てても、365日すべてやる必要はありません。大まかに300日以上できていれば十分でしょう。

健康を手に入れるために、ハードな運動を無理にやる必要はありません。むしろ、逆効果になってしまうおそれもあります。何よりよくないのが、「今日もできなかった」「長続きしなかった」などと罪悪感にさいなまれてストレスになることです。

基本的には、**毎日習慣づけられることを無理なく自分のペースで続けられるかどうかが大事**です。同じことを毎日やることで、自分の体の状態や変化にも敏感になれます。

もちろん、できなかった日があっても「また明日から始めればいい」「だいたいでOK」とおおらかな気持ちで取り組んでください。

この「**自分をルールで縛らない**」ということこそが、自律神経を整え、腸内環境を活性化させ、いつまでも若々しさを保つ重要なコツなのです。

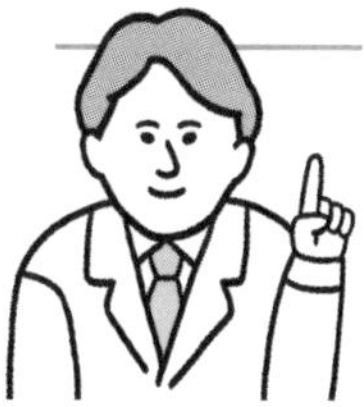

お答えしましょう！

「健康のため」とルールに縛られるのはNG。ときにはさぼっても自分を責めず、おおらかな気持ちで取り組むのがベストです。

■ルールに縛られると健康が遠のく

健康を維持するためにさまざまな努力を続けるのはとても大切なこと。しかし「今日もやらなければ」と、それ自体が心の負担になるようでは逆効果。やりたくないことを嫌々続けるとストレスになり、交感神経の働きが高くなりがちなため、おおらかな気持ちで取り組むぐらいがちょうどよい。

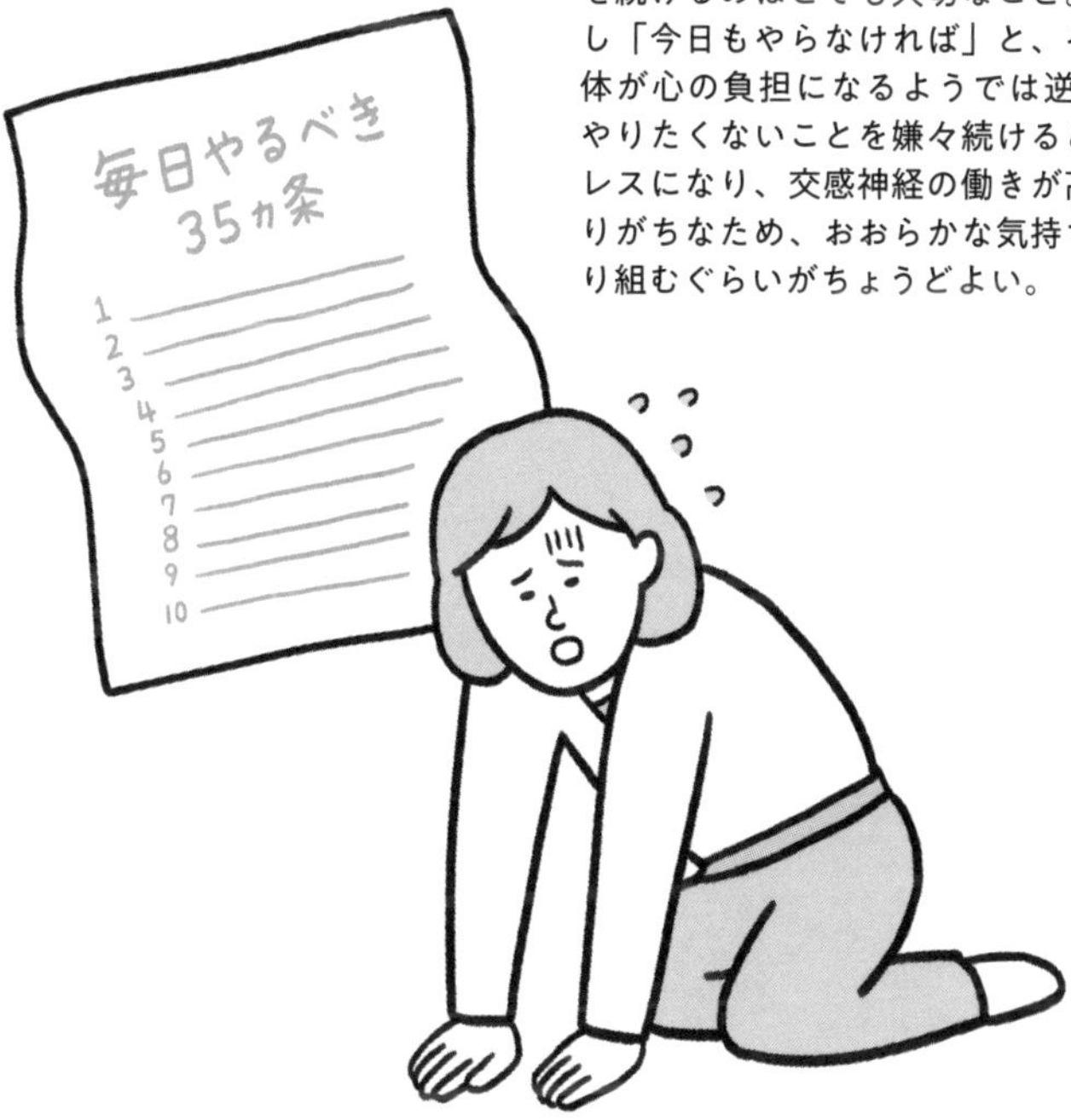

毎日やるべき
35ヵ条
1
2
3
4
5
6
7
8
9
10

ポイント

すべての健康法が自分に合うわけではない。体調や体質に合った最適な方法を選択しよう。

苦手なものでも我慢して食べるべきですよね？

「おいしいもの」が自律神経を整える

本書では、自律神経を整えるためにおすすめの食事もご紹介してきました。しかし、これらのものを絶対に食べなければならないわけではありません。

苦手な食べ物やおいしいと思えないものを**「体にいい」という理由だけで我慢して食べていると、ストレスが生じ、腸内環境が悪化**。血流も悪くなるなど、自律神経のバランスに支障をきたします。

また、ストレスを感じながら食べていると、カロリーが脂肪に変わりやすくなるため、油や炭水化物を抑えたダイエット食品を摂っても効果が低くなってしまいます。

食事は健康法としても有効ではありますが、大切なストレス解消法のひとつでもあります。腸内環境を整え、自律神経のバランスを整えるためには、**「おいしいもの」を選んで食べることもまた重要**なのです。

おいしい食事は、気分を楽しくさせてくれるため、胃腸をはじめとする消化器官がよく働き、自律神経のバランスもよくなります。また、腸の働きが活発になって代謝が向上するため、適量であればあまり体重が変わらないということも十分あり得るでしょう。

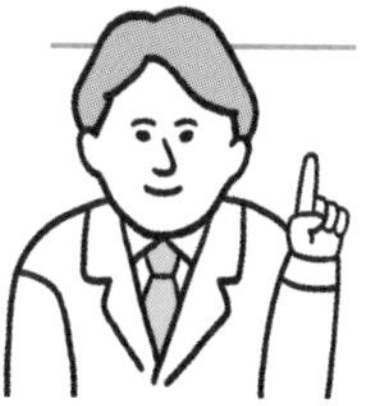

お答えしましょう!

体のためだからと、好きではないものを無理に食べても健康のためにはなりません。幸せを感じられる食事を大切にしましょう。

■好きではない"健康食"では健康になれない?

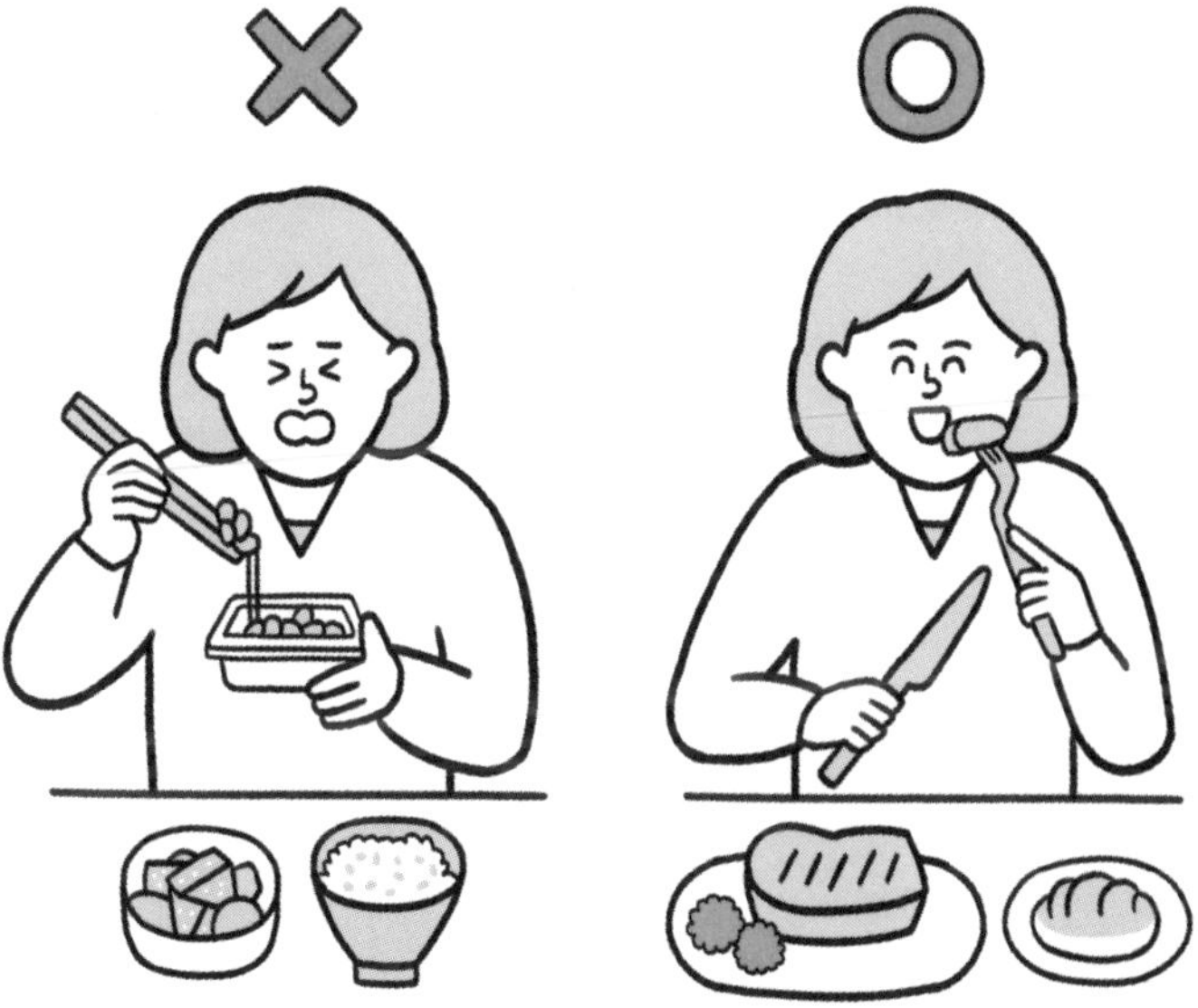

好きでおいしく食べられるなら問題はないが、「体にいい」という理由だけで好きではないものを我慢して食べているのであれば再考を。健康のための食事は、心が満たされることも大事な要素だ。

ポイント

どんな健康食でもストレスを感じれば逆効果になる。それほど、心が体に及ぼす影響は大きい。

病気や症状をネットで調べたら怖くなってしまいました

不安が増大し、心まで病むことも

体調に不安を感じたとき、その原因を知ろうとして、ネットで病気を検索した経験のある人も多いはずです。

はじめは軽い気持ちで調べたのに、検索していくうちに、重大な病気の可能性があると知り、「これは大変だ」と、不安に駆られたことはありませんか？

こうして頭の中が病気のことでいっぱいになり、自分が深刻な病気にかかっていると思い込んで、さらに検索を繰り返したり、ときには痛みなどの自覚症状が実際に出てきて、不安を増大させたりするケースもあるでしょう。

ネットやテレビでは、さまざまな情報が氾濫《はんらん》しているため、これらの情報に惑わされて心を病んでしまう人も少なくありません。これは**「サイバー心気症《しんきしょう》」**と呼ばれています。

ネットで病気を検索して不安に陥ったら、ひとりでくよくよ悩んだりせず、**病院で診てもらうのが一番**です。もし本当に病気だったら早期に治療してもらえますし、何でもなかったとわかれば、「なーんだ」と安心できます。

ネット検索で新たな〝病気〟をつくるより、正しい入浴やストレッチなどで、自律神経を整え、体調の改善に努めましょう。

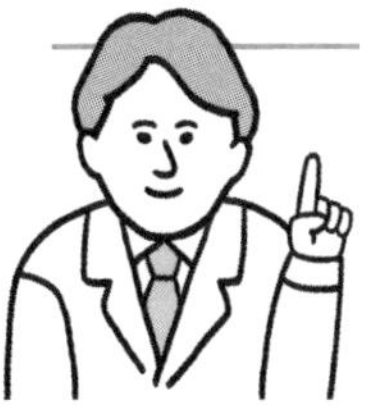

お答えしましょう!

病気をネットで調べすぎるのは控えましょう。不安が増大し「サイバー心気症」につながることもあります。心配なときはまず病院へ。

■「検索のしすぎ」が新たな病を招くことも

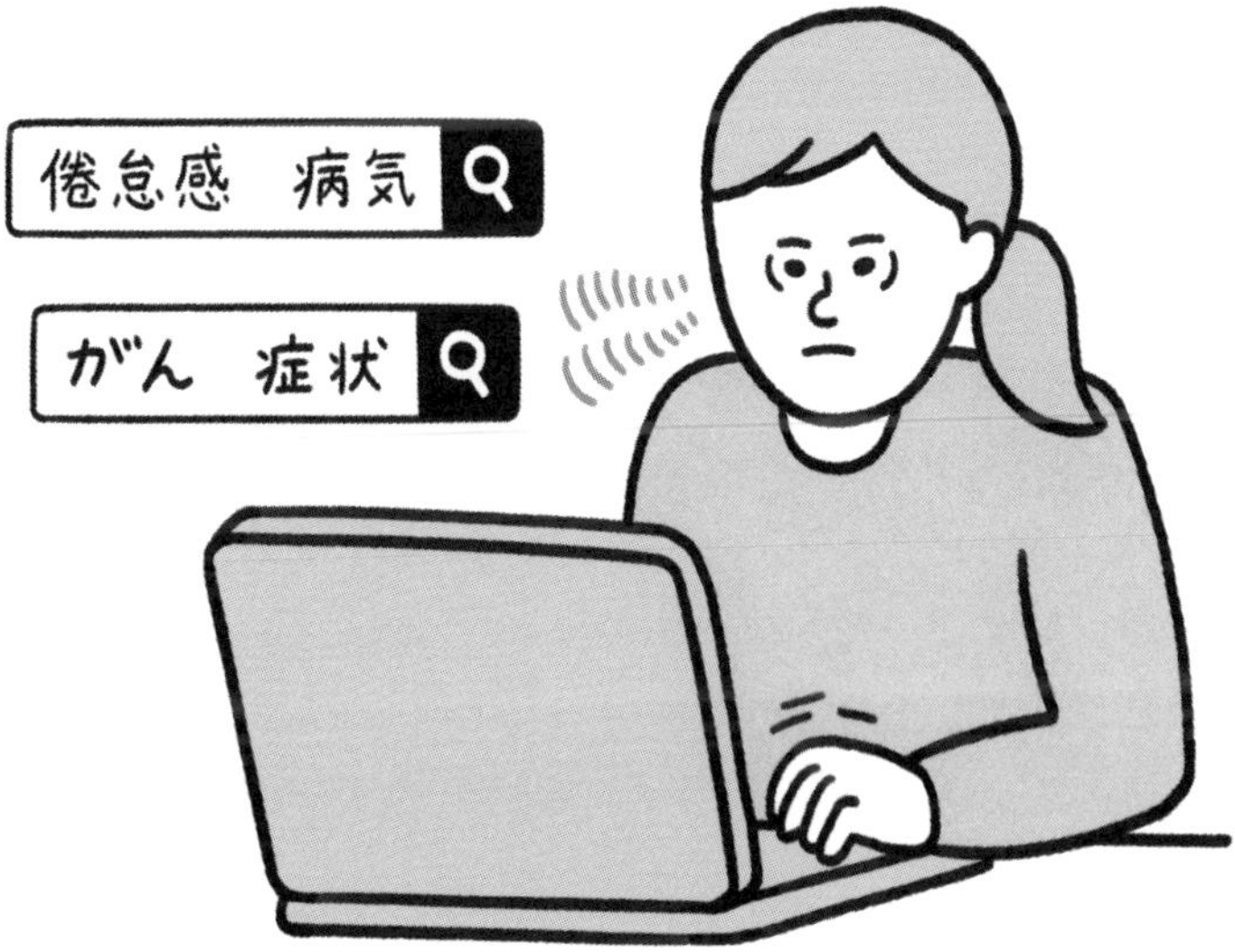

不調が続くとついネットで調べてしまう、という人は多い。しかし多くの情報に触れてしまうことで過度に不安に陥り、中には心を病む「サイバー心気症」になる人も。体調に不安がある場合は素人判断をせず、早めに病院へ行くのがいい。

ポイント

サイバー心気症は、玉石混交《ぎょくせきこんこう》の情報が氾濫する現代ならではのもの。ひとりで抱え込まず受診を。

column
4

自律神経が整えば コミュニケーション力も アップ

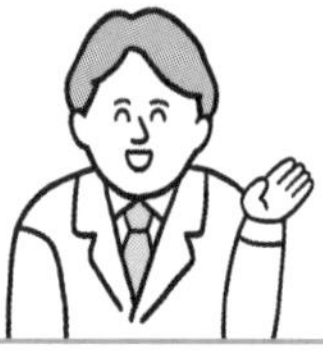

自律神経のコンディションは、じつは言葉づかいにも表れることをご存知ですか？

自律神経が乱れて交感神経が高ぶっていると、相手への口調が攻撃的になったり、相手を傷つけるものになったりしがちです。自分自身の調子が悪いと相手を気遣う余裕もなくなってしまうのです。

まさに“**口は災いのもと**”。自律神経の乱れが言葉の乱れにつながり、ひいては人間関係に亀裂が生じてしまうこともよくあるのです。

逆に自律神経が整って心身が健康だと、呼吸も整い、周りの人を幸せにするようなポジティブな言葉がたくさん出るようになります。すると、さらに人間関係が円滑になるという好循環が生まれます。**健康のために努力することが、じつはコミュニケーション力を高める近道**でもあるのです。

第 5 章

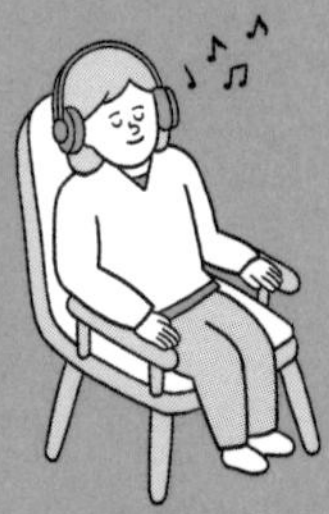

自律神経が喜ぶ休息の取り方ってありますか?

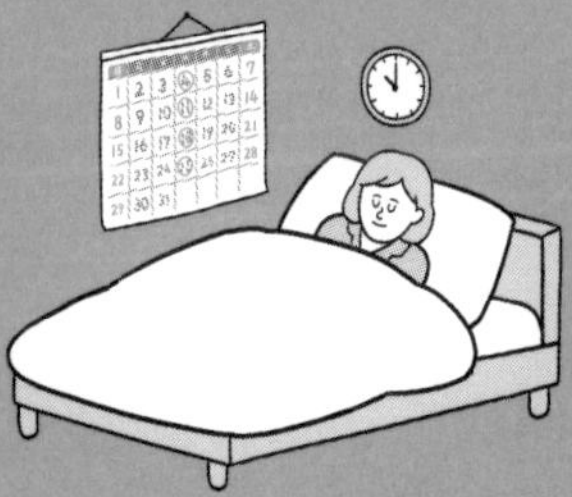

「疲れてダラダラと寝ていたら休みの日があっという間に終わってしまった……」という人もいるのでは。

ここでは、自律神経をバランスよく働かせるための休日の過ごし方やリラックス方法をご紹介。せっかくの休日を無駄にしてしまわないためにも、ぜひ参考にしてみてください。

1 仕事から帰ると何もやる気が起きません

一度切れたスイッチを入れるのは困難

疲れているときは、のんびり休養するのが一番と考える人も多いはず。特にハードスケジュールが続いた週末は、朝寝坊をしがちになります。

しかし昼までゴロゴロしていると、自律神経が乱れて、かえって疲れが抜けなくなります。

また、仕事から帰宅したあと、ひと休みしようとソファに腰を下ろした途端、ドッと疲れを感じた経験のある人もいることでしょう。

それからごはんをつくったり、部屋を片付けたりしようと思っても、**一度切れてしまったスイッチを再び入れるには膨大なエネルギーが必要**になります。そのため、余計なエネルギーを使うことで、さらなる疲労を招くという悪循環に陥ってしまいます。

このことでもわかるように、人間は毎日同じペースで過ごすほうが元気でいられるもの。**週末も忙しいときと同じようなリズムを保つことが大切**です。まずは、休日でも早起きする習慣をつけることから始めてみましょう。

早起きして趣味に熱中してもいいし、その日に何をやるか決めて実行するのもいいでしょう。早起きすれば、夜もゆっくり過ごすことができ、疲労も自然と回復していきます。

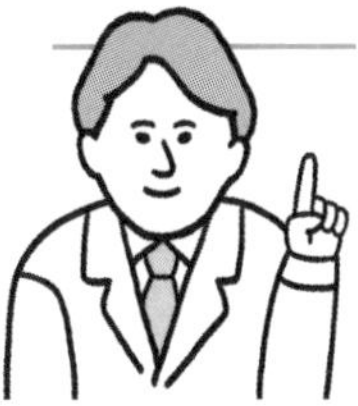

お答えしましょう!

疲れていても、活動のスイッチをオフにする前にやるべきことを片付けるほうが効率的。休日も同じペースを意識しましょう。

■帰ったらまず休憩?　それとも家事?

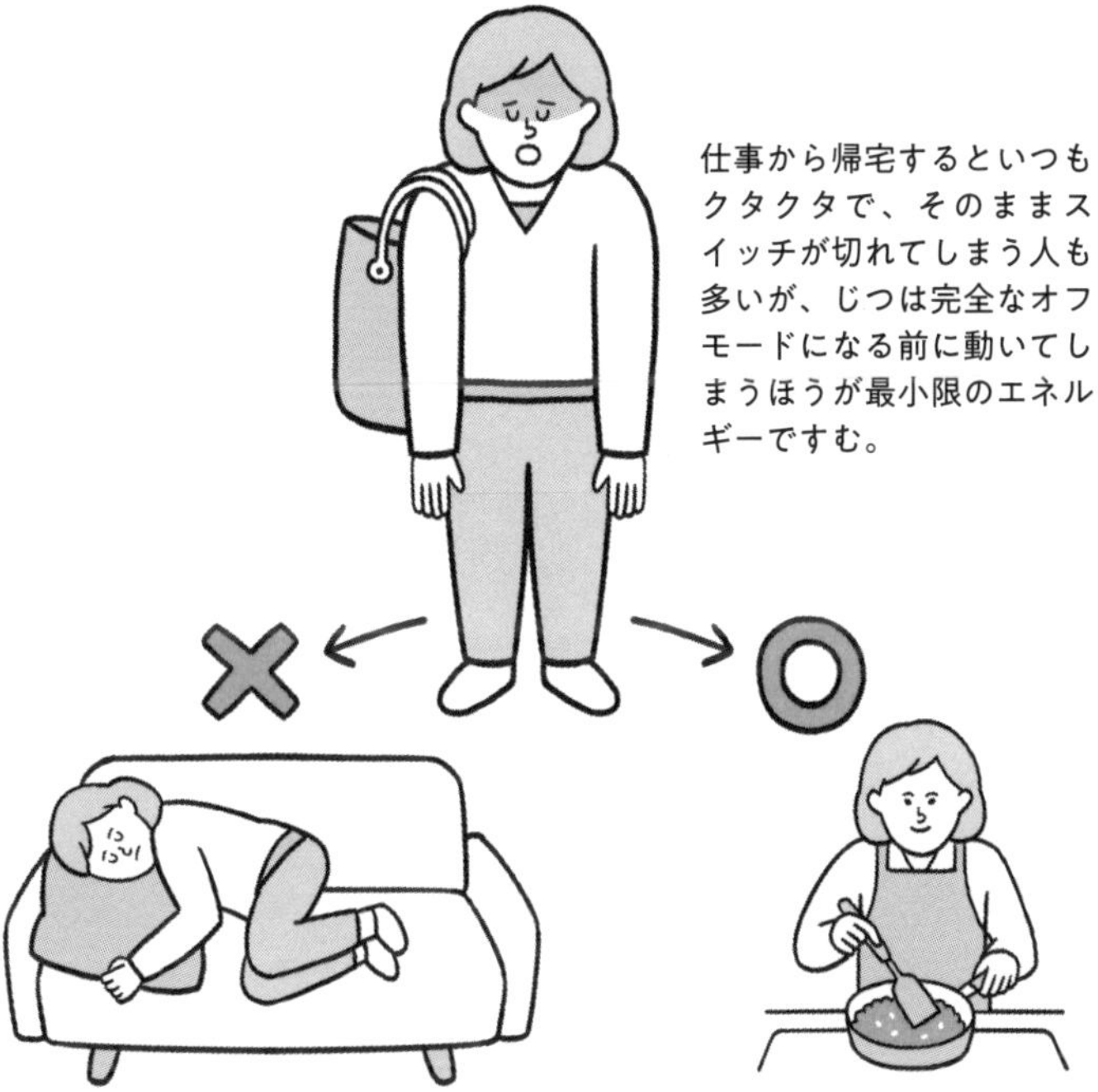
仕事から帰宅するといつもクタクタで、そのままスイッチが切れてしまう人も多いが、じつは完全なオフモードになる前に動いてしまうほうが最小限のエネルギーですむ。
×
○

ここに注意!

「疲れたときほど動く」を意識して、時間をダラダラと浪費しないことが自律神経にもプラスに。

睡眠不足で慢性的な疲労を感じます……

「良質な睡眠を取る日」を設けよう

「睡眠負債」という新語ができるほど、睡眠不足が深刻な問題になっています。

睡眠不足で真っ先に影響を受けるのが、自律神経です。寝不足の状態が数週間続くと、自律神経が酸化ストレスの影響を受けて、高血圧や不整脈の原因になります。さらにはアルツハイマーの引き金にもなりかねません。

そうならないためにも、**「よい睡眠」の確保が必要**になってきます。

「今日はよく眠れた」と感じるときは、眠りの質が良好ですが、「たっぷり寝たはずなのに、まだ眠い」と感じるときは、「よい睡眠」ではないと言えるでしょう。何よりも「気持ちよく眠れた」と感じることが大切です。

基本的には「毎日7時間は寝る」「夜11時に寝て、朝6時に起きる」と**目安を決めることから始めます**。必ずしもそのとおりにはいかないと思いますが、寝るときにそう念じるだけでも、意識は変わってきます。

仕事などで忙しく、まとまった睡眠時間を確保できない人は、**週に一度「睡眠の日」をつくってみましょう**。その日は昼間に意識的に運動量を増やし、寝る前のメールチェックを控え、スムーズに眠れるよう心がけましょう。

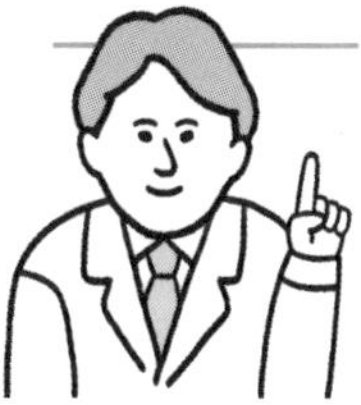

お答えしましょう!

睡眠不足は万病のもとです。週に一度は「睡眠の日」をつくり、起きている時間から良質な睡眠を取る準備をしましょう。

■週に一度は「睡眠の日」を

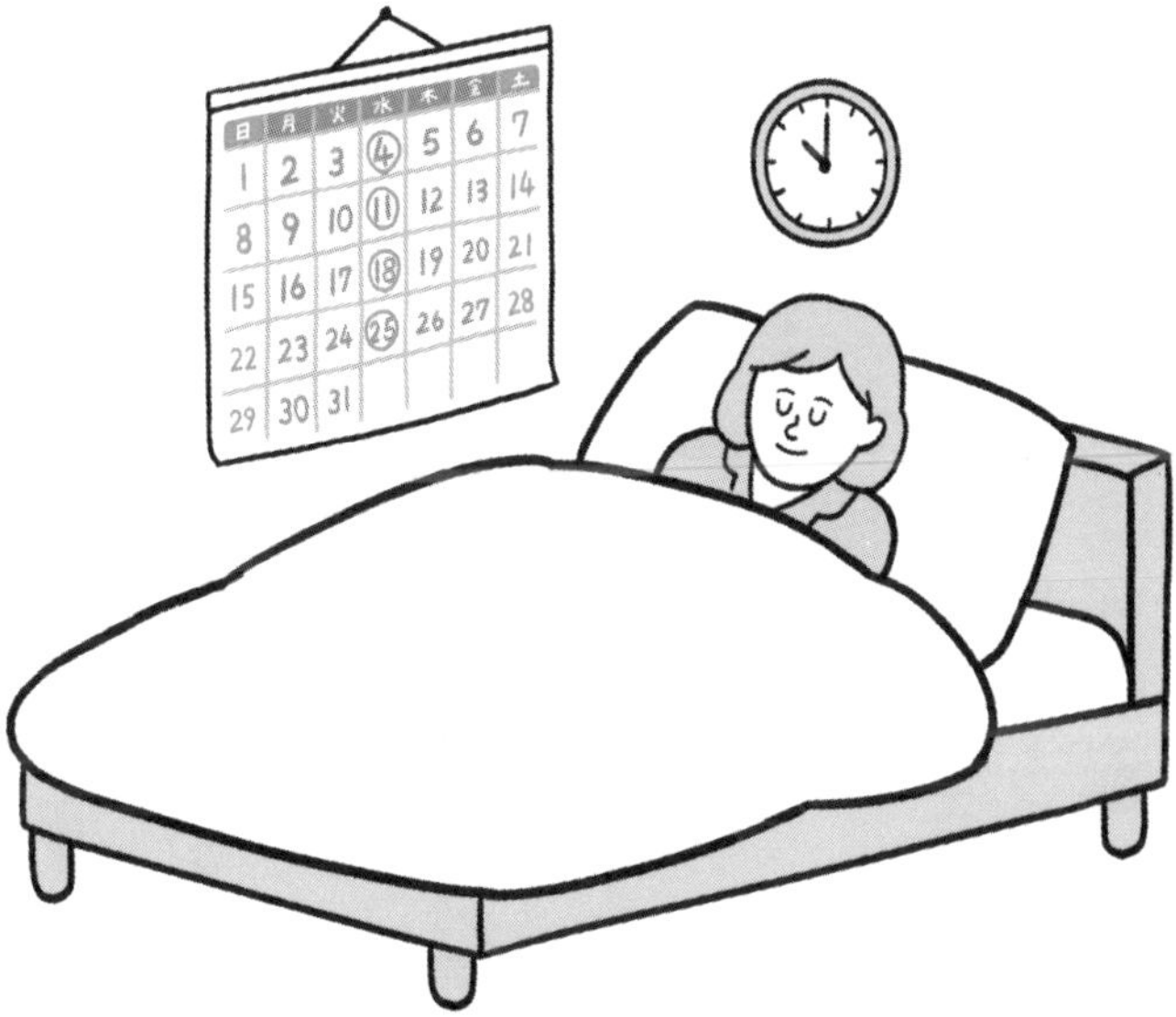

睡眠不足はさまざまな不調を招く。週に一度はしっかりと睡眠を取る日を決めておこう。とはいえ、長時間眠ればいいというものではない。大事なのはあくまでも睡眠の「質」。昼間に体を動かしたり、寝る前のスマホチェックを控えたりするなどして、良質な睡眠を取れるよう意識したい。

ポイント

睡眠不足は心身に悪影響を与える。イライラしているときにしっかり睡眠を取ると解消することも。

休みの日に〝寝だめ〟してしまいます

若いころは多少の夜更かしも平気ですが、50代以上になったら、夜11時、遅くとも午前0時には就寝するよう心がけましょう。

これは睡眠時間を長く取るのが目的ではなく、**腸の消化活動が活発になる午前0時には眠っていたほうがよい**ためです。

夕食の3時間後は副交感神経の活性化がピークになり、これがだいたい午前0時ごろ。この時間に安眠できていれば、副交感神経の働きによって、腸内環境が整い、消化・吸収も十分に行われます。

このように質の高い睡眠を取れれば、翌朝は爽やかな気分で目覚められ、快便にもなります。

長すぎる睡眠は逆効果

健康によいとされる睡眠時間は、6・5～7・4時間と言われています。

睡眠時間が短いことは健康に悪いイメージがありますが、じつは、**睡眠時間が5時間以下の人よりも8時間以上の人のほうが、健康を害するリスクが高くなるというデータがあります。**

どんなに睡眠時間が長くても、寝だめのように質の悪い睡眠を取っていたら、体調はなかなか整いません。質の悪い睡眠は、自律神経も乱し、朝起きて鏡を見たら、やつれ切った表情になっていて驚いた、などという話もあります。

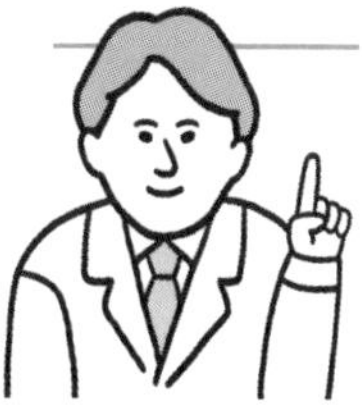

お答えしましょう！

睡眠時間は長ければ長いほどいいわけではありません。午前0時には寝て、腸を整えるための睡眠の“質”を重視しましょう。

■寝すぎても疲れは取れない？

前日から翌日のお昼頃まで寝ても体調がそれほどすっきりとしない、という経験のある人も多いのでは。日頃の疲れを取ろうと休みの日に長時間“寝だめ”するのは、健康のためには逆効果。もちろん寝不足はよくないが、遅くとも午前0時には寝るなど、睡眠の“質”の向上を心がけたい。

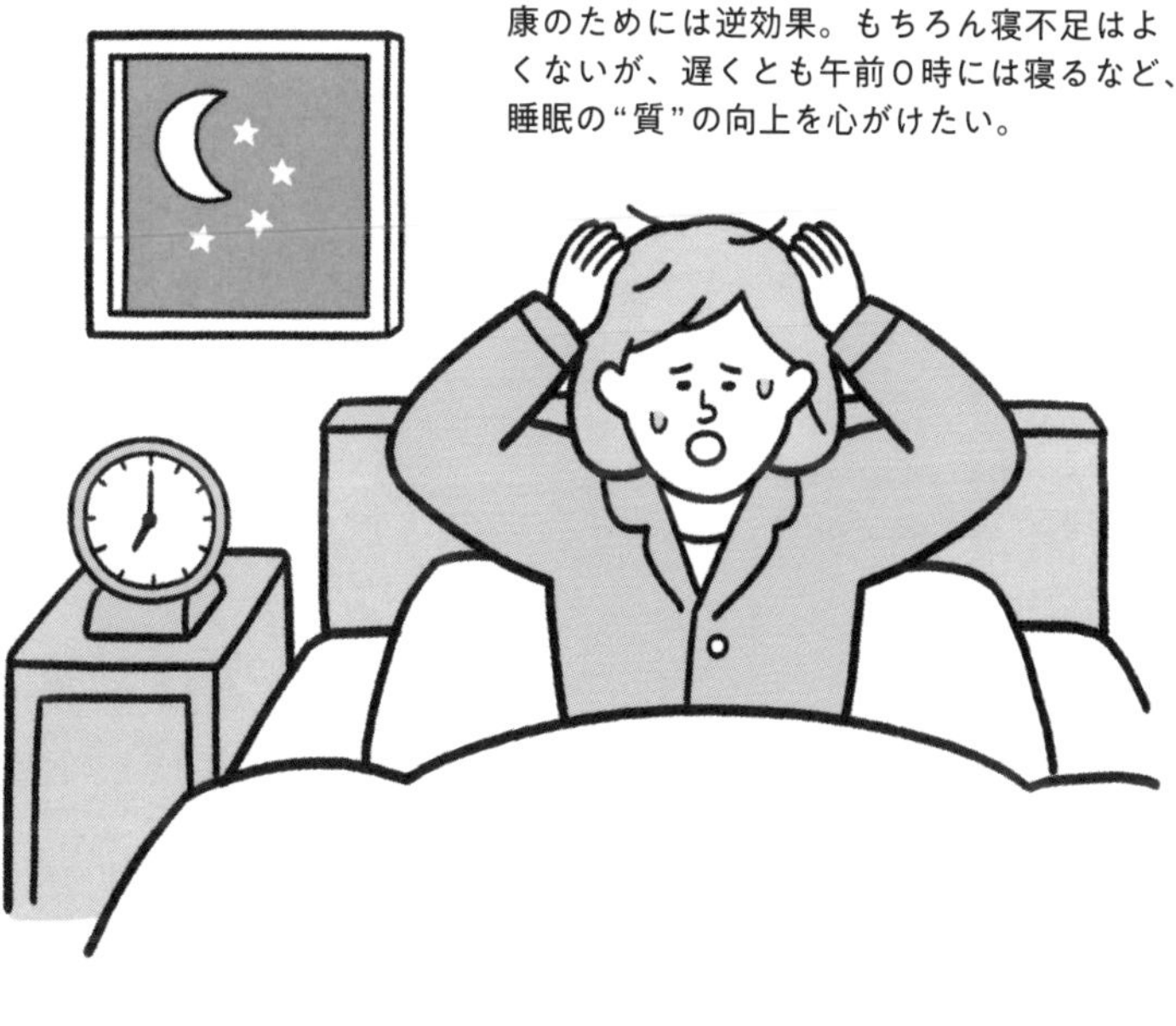

ポイント

日頃の睡眠不足を過度な長時間睡眠で取り戻そうとするのはNG。自律神経の乱れにもつながる。

4 首まわりのこりを解消するにはどうしたらいいですか？

首の筋肉をほぐすと血流もアップ

首の筋肉がこって悩んでいる人は、意外に多いはずです。**首の筋肉がこると、全身の血流が悪くなり、自律神経に関係する「迷走神経」や「星状神経節《せいじょうしんけいせつ》」の働きも低下してしまいます。**

迷走神経は副交感神経の線維からできていて、内臓の働きを左右する重要な神経です。首の付け根にある星状神経節も、頭や首、肩などの血液の流れをコントロールしているので、どちらの働きも悪くなると、内臓機能の低下だけではなく、心の不安感も増大させてしまいます。

この状態を改善するには、副交感神経の働きを高める必要があります。リラックスするのが一番ですが、何かとストレスがたまる現代社会では、普段の生活でも交感神経が優位になりがちな状態にあります。

そこで、**首まわりの筋肉をほぐし、血行をよくしましょう。**日頃から首の付け根をほぐすことを習慣づければ、副交感神経の働きも高まります（左ページの図参照）。

また、首全体をホットタオルなどで温めると、迷走神経や首のツボをほぐす効果があり、自律神経のバランスが崩れたことで起こる心身の不調や悪化した腸内環境の改善にもつながります。

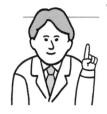

お答えしましょう!

首の後ろのツボを押して筋肉をほぐし血流を促しましょう。姿勢の悪さや運動不足にも注意を。

■首回りのツボを押して副交感神経の働きを高めよう

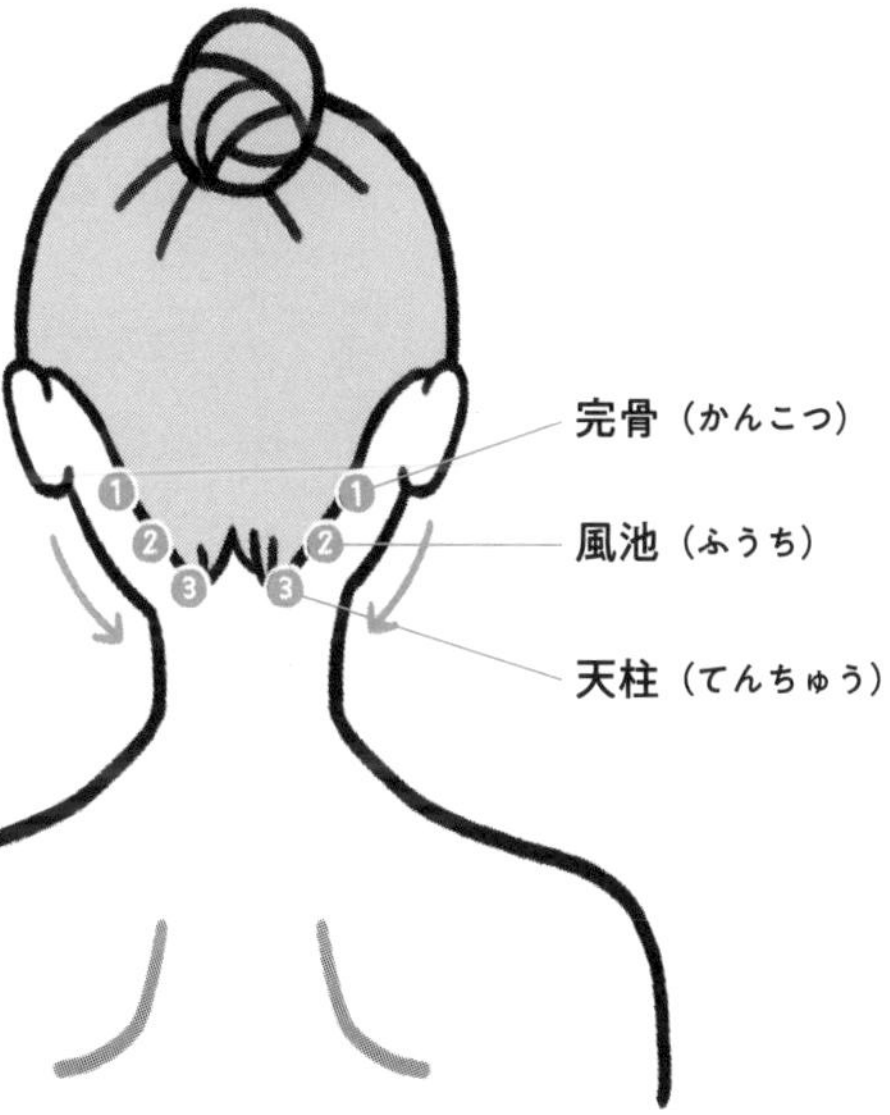

首の後ろ側の外側から中心に向かって並んでいるツボを、両手の親指で首筋に沿って少しずつ下の方向へずらしながら押していく。こうすることで副交感神経の働きが高まり、血行もよくなる。

ポイント

ツボを押すときはあまり強い力を入れず、心地よく感じるレベルを意識しよう。

5 毎日予定がびっしり詰まっていないと落ち着きません

週に一度は「空白の1日」を

人間はある程度余裕を持たないと、肉体的にも精神的にも行き詰まってしまいます。

毎日手帳にびっしりとスケジュールを書き込んでいる人を見かけますが、時間を効率よく使おうとするあまり、余裕がなくなっていませんか。たとえその日に体が空いていても、無理にスケジュールを詰め込むことなく、ときには予定を空ける柔軟性も必要です。

手帳に空白があっても、気にする必要はありません。何も予定が入っていない日は、新しいチャレンジをする、遅れてしまった案件の予備日に充てるなど、日々刻々と変化する状況に対応するためにも空けておくのです。

できれば、**週に1回は、何も予定を入れない「空白の1日」をつくるのが望ましい**です。いつもそれくらいの余裕を持っていられたならば、ストレスが緩和され、疲労も蓄積せずにすみます。

また、スケジュールは、来週、再来週と先々の予定まで見渡せるようにしておくとよいでしょう。新たに予定を入れる際には、先方に慌てて返事をするよりも、ワンテンポ置いて返すほうが、相手のペースに振り回されることなく、余裕のある対応ができます。

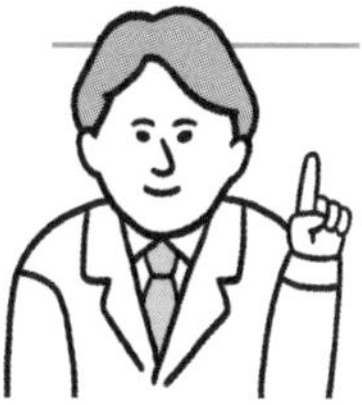

お答えしましょう！

予定の詰め込みすぎはNG。
きちんと“余白”の時間を設けることで
心身のストレスや疲労を緩和できます。

■スケジュールは空いたままでもOK

時間を効率的に使おうとするあまり、スケジュールを詰め込みすぎると心に余裕がなくなり、結果的にパフォーマンスが落ちてしまう。空いた時間ができたら、いつもはできないことに挑戦したり、休息を取ったりする時間に充てよう。

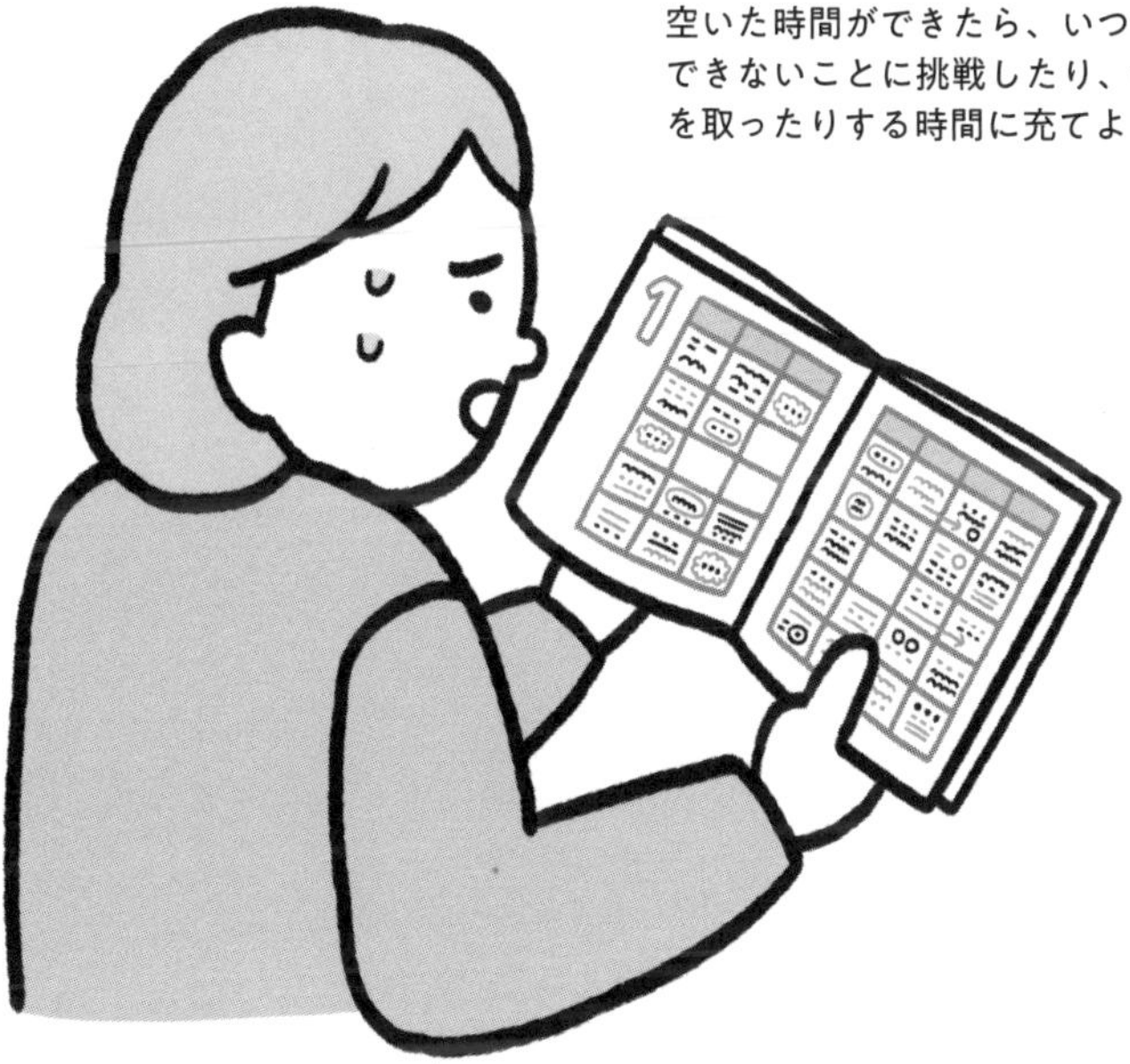

ポイント

スケジュールに余裕を持たせておくと、仕事などで不測の事態が起きたときにも対応できるという利点がある。

6 音楽を聴くのは自律神経にもいいですか？

テンポやビートが一定の音楽を

音楽を聴く習慣は、自律神経を整えるのによい効果を与えます。

就寝前に枕もとで好きな音楽を聴いていたら、いつの間にかリラックスして眠ってしまったという経験をしたことはありませんか？

また、ストレスがたまってイライラしているときに、たまたまラジオなどでかかった好きな曲を耳にして、気持ちが落ち着いたという経験を持つ人も多いはずです。

音楽を聴いてリラックスするのは、副交感神経が活性化している証拠ですが、どんな音楽でも効果が上がるわけではありません。

リラックスさせてくれる音楽としては、テンポやビートが一定で、音域（音の高低の幅）が狭いものがおすすめです。と言うと、落ち着いたクラシックや、ピアノや小編成のオーケストラで奏でるイージーリスニングを連想しがちですが、じつは**ハードロックのほうがテンポやビートが規則的なので、より効果的。**逆にジャズやクラシックなどは、テンポが変わったり、音域が意外な方向に展開したりするものもあり、必ずしもおすすめではありません。

休息したいひとときには、ぜひ音楽を取り入れてみてください。

お答えしましょう！

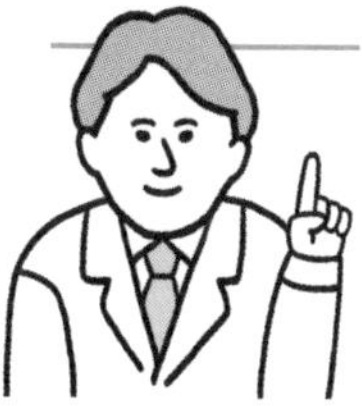

音楽は自律神経のバランスを整えるのにも効果的です。テンポやビートが規則的なハードロックなども意外とおすすめです。

■音楽を聴いてリラックスタイムを

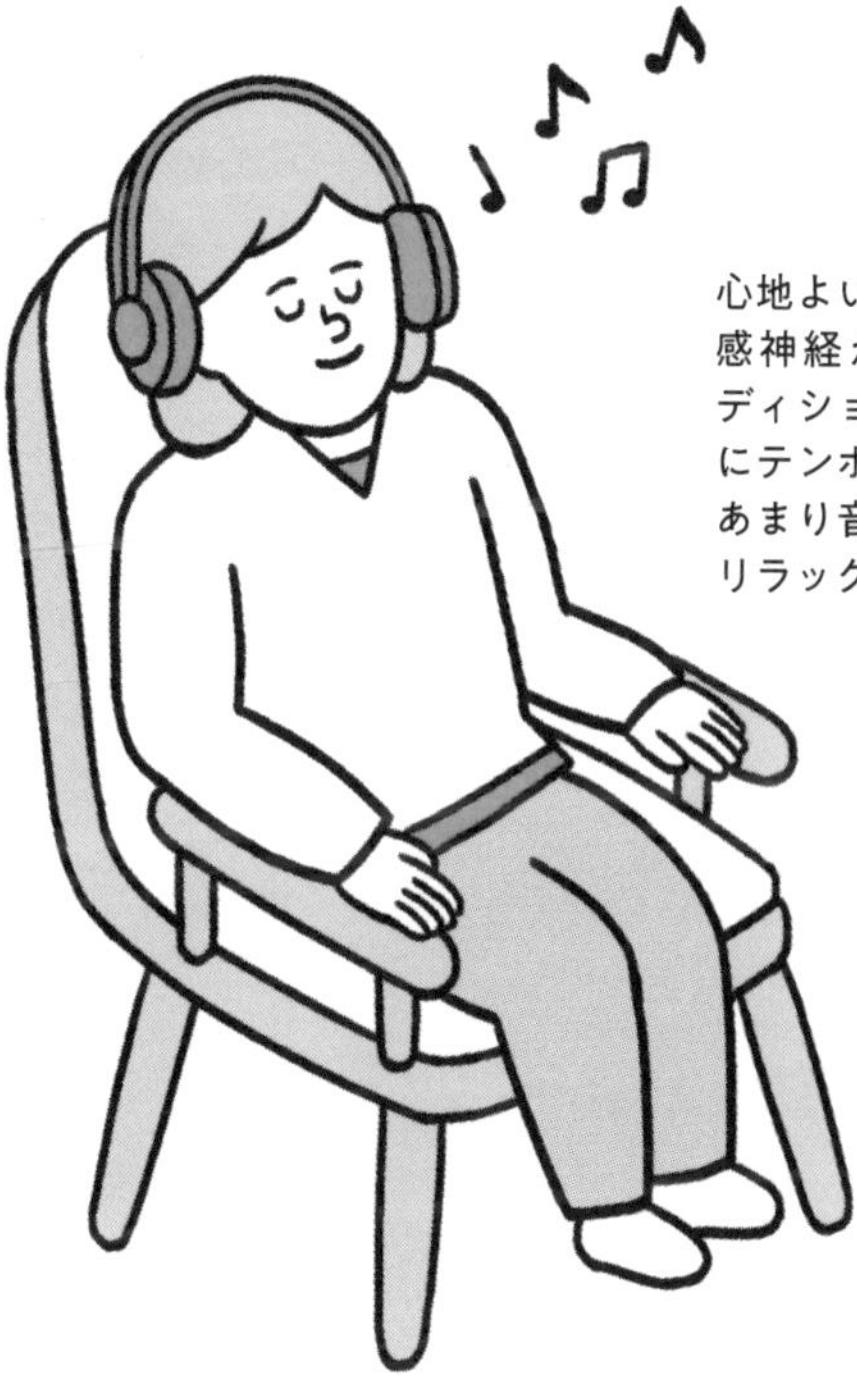

心地よい音楽を聴くと、副交感神経が働いて心身のコンディションにもプラスに。特にテンポやビートが規則的で、あまり音域の広くない音楽はリラックス効果が高い。

ポイント

イヤホンで音量を上げて聴くと、イヤホン難聴の原因になるため、ボリュームには注意を。

自然に触れると気持ちがいいのはなぜですか？

自律神経を癒しストレス解消も

情報過多の現代においては、何かとストレスがたまり、副交感神経のスイッチが入りにくくなってしまいます。そして、交感神経が優位になりすぎると自律神経が乱れ、免疫力も落ちてしまいます。

そんなときは、疲れた心身を癒すためにも、頭で考えることをやめ、五感を刺激するのが一番。**自然の中に身を置くと、自律神経にとてもよい効果をもたらします。**

山や海、森など自然に囲まれた環境の中でキャンプを楽しんだりして、のんびり過ごしてみませんか。

休日にわざわざ遠出するのが難しいのであれば、自然豊かなスポットに行かなくても、ごく身近な場所で自然を感じるだけでもＯＫです。

例えば、気に入った花を買ってきて部屋に飾る。花には、ストレスによってバランスが崩れた自律神経を癒す力があります。香りのよい花を選んで買ってくれば、心地よい香りも心を穏やかにしてくれます。

自然と触れ合うという意味では、**空を見上げるのもよいリフレッシュ法**です。空を見上げると気道がまっすぐになり、全身の隅々にまで酸素と栄養素が行きわたる効果も期待できます。

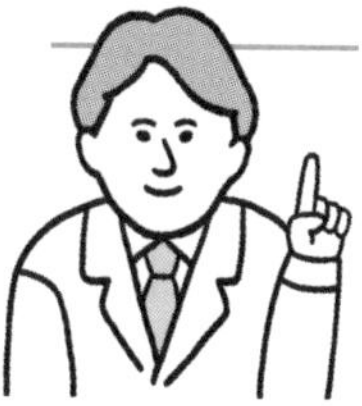

お答えしましょう！

自然に触れると五感が刺激されて自律神経が整うため、気分もリフレッシュできます。空を見上げるだけでも違いますよ。

■自然とのふれあいは自律神経にプラスの効果が

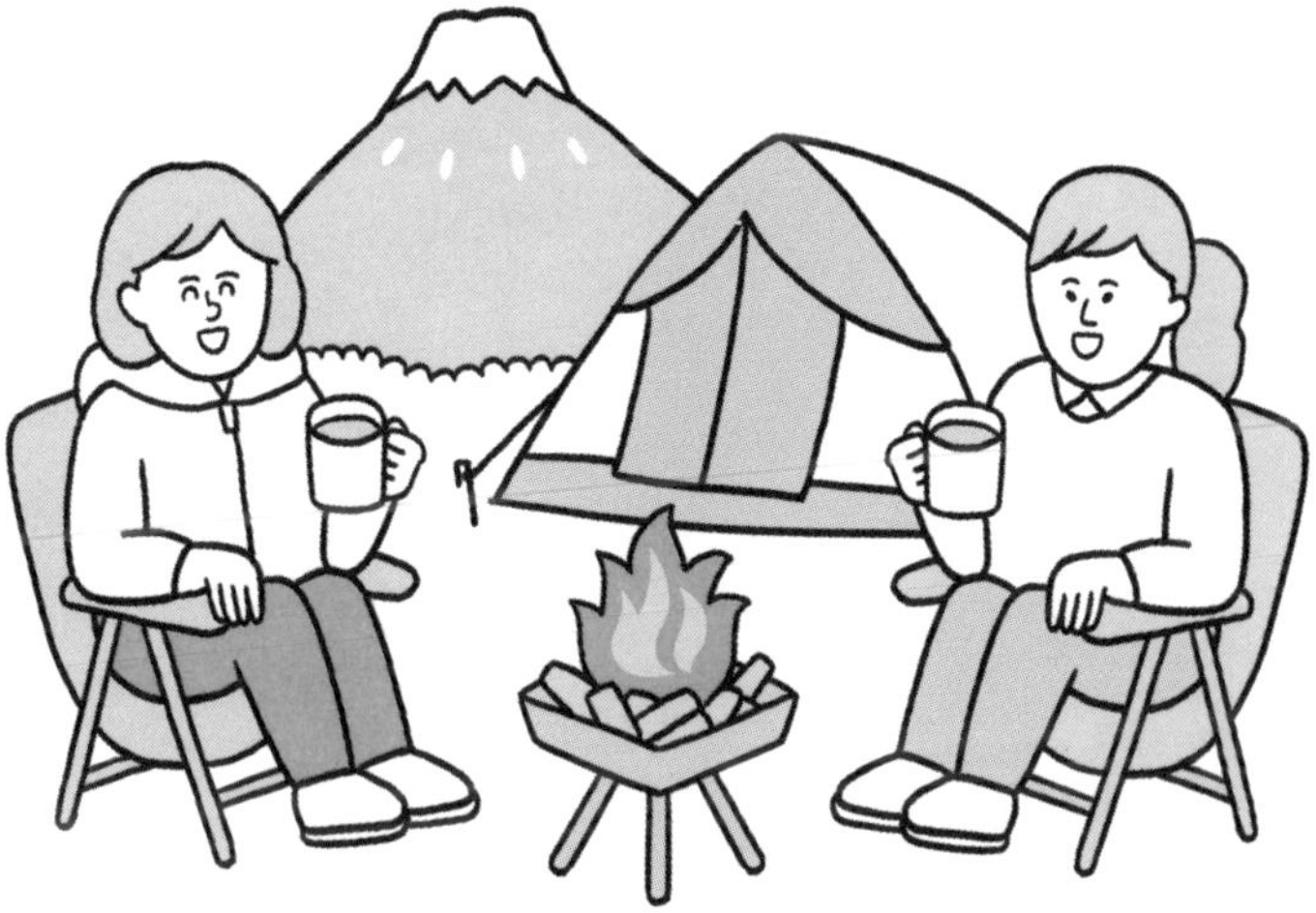

美しい景色や心地よい風、木々の香り、揺らめく炎の暖かさなど、自然は人間の五感を刺激し、自律神経を整えてくれる。忙しい毎日を送っていると季節の移ろいも見過ごしてしまいがちだが、ほんの少し空を見上げるだけでも心が休まり、リフレッシュになる。

ポイント

自然に触れるには必ずしも遠出をする必要はない。近所を散歩するだけでも心身ともにリラックスできる。

8

疲れやすいのですが、食事で気をつけたほうがいいことはありますか？

炭水化物の摂りすぎに注意

朝、昼、夜と炭水化物をたっぷり摂取すると、糖質過多になるばかりでなく、食後に眠気を誘発してしまいます。

食事はおいしく摂るのが一番なので、無理に炭水化物を控える必要はありませんが、3食とも炭水化物メインでお腹いっぱい食べると、一気に交感神経が優位に。さらに食後は、その反動から副交感神経の働きが急上昇し、だるさや疲れ、眠気を感じてしまうのです。

3度の食事のうち、しっかりと炭水化物を摂るのは、できれば1回にしてみましょう。

例えば、朝にパンやごはんをしっかり食べたら、昼は炭水化物を軽めにし、夜も9時を過ぎるようなら軽めに、といった具合です。

しかし中には、お昼もカレーライスやラーメンなどを食べたいという人もいるはず。そんなときは、我慢するとストレスになるため、ごはんや麺の量を半分に抑えます。これなら「食べたい」という欲求を満足させられるはずです。

ただし、**1食抜くのは逆効果**。昼食を抜いたあとで夕食を摂ると、血糖値が急激に上昇し、体内に脂肪が蓄積してしまいます。せめて、おにぎり1個とみそ汁程度はお腹に入れておくのがベターです。

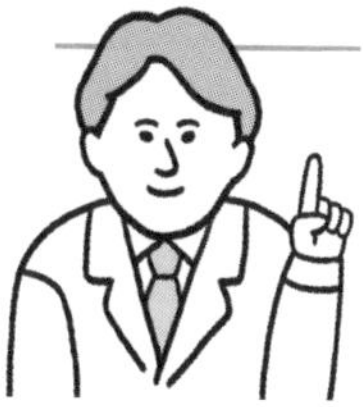

お答えしましょう!

**炭水化物の摂りすぎは、
疲れやだるさの原因に。炭水化物をしっかり摂るのは1日1回が理想的です。**

■疲れを感じたら炭水化物の摂りすぎに注意

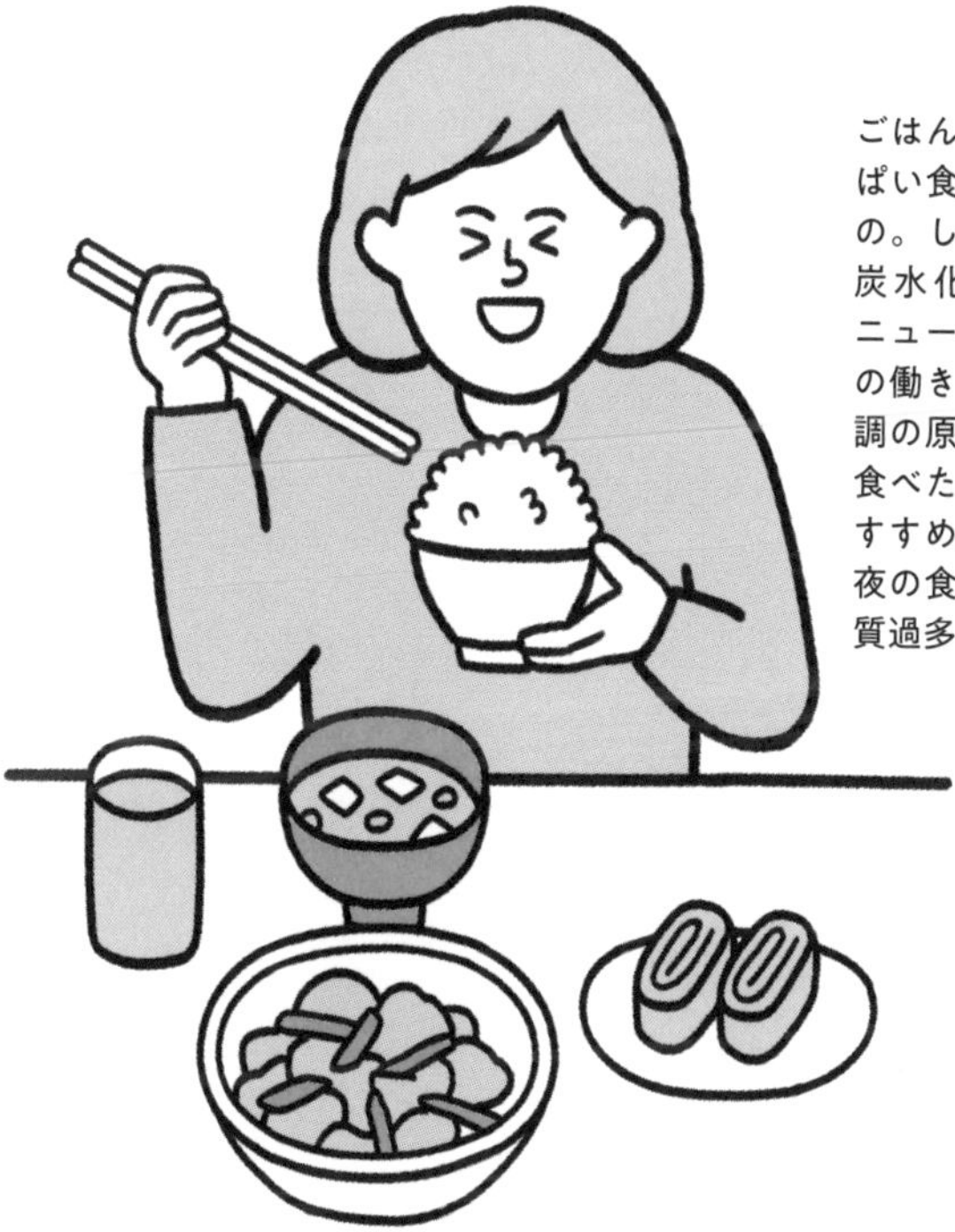

ごはんや麺類をお腹いっぱい食べるのは幸せなもの。しかし3食すべてを炭水化物たっぷりのメニューにすると自律神経の働きが乱れ、肥満や不調の原因にも。思いきり食べたいときは朝食がおすすめ。その場合、昼と夜の食事は軽めにし、糖質過多を防ごう。

ポイント

食べたいものを我慢しすぎるのもストレスになるため、食べるときには量を減らすなどの工夫を。

気づくとぼーっとしていることがよくあるのですが……

ぼーっとするのは次の行動への準備

毎日忙しさに追われていると、何もしないでぼーっとしたくなる人も多いはずです。

あれもこれもと仕事上の負担が増えると、ストレスがたまってピリピリし、自律神経にも悪影響を及ぼしてしまいます。

そんなときに、例えば漠然と空を見つめたり、風景をぼんやり眺めたりすると、交感神経と副交感神経の働きがレベルアップします。

じつは**人間の脳は、ぼーっとすることによって無意識の状態をつくると、「デフォルト・モード・ネットワーク（DMN）」という脳内システムに変わるようにできています**。すると、次の意識的な行動の準備ができるのです。

何も考えていないときに突然アイデアがパッと閃《ひらめ》くのは、ＤＭＮがオンの状態で、思考のパフォーマンスが上がっているからです。

物理学の有名理論であるアルキメデスの原理も、アルキメデスがお風呂に入ってぼーっとしているときに浴槽からお湯が流れ出すのを見て、水中の物体は、その物体が押しのけた水の重力に等しい浮力を受けることを思いつきました。

ぼーっとするひとときは、脳を覚醒させ、クリアにする効果をもたらすのです。

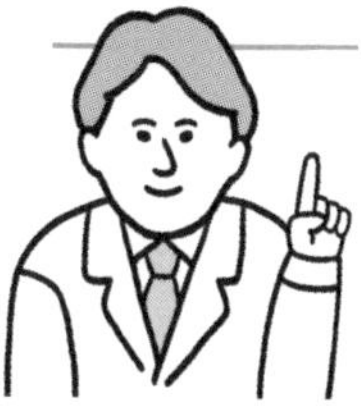

お答えしましょう!

ぼーっとするのは悪いことではありません。
無意識の状態をつくることで、
思考力のアップも期待できるのです。

■ぼーっとする間に脳内システムが働く

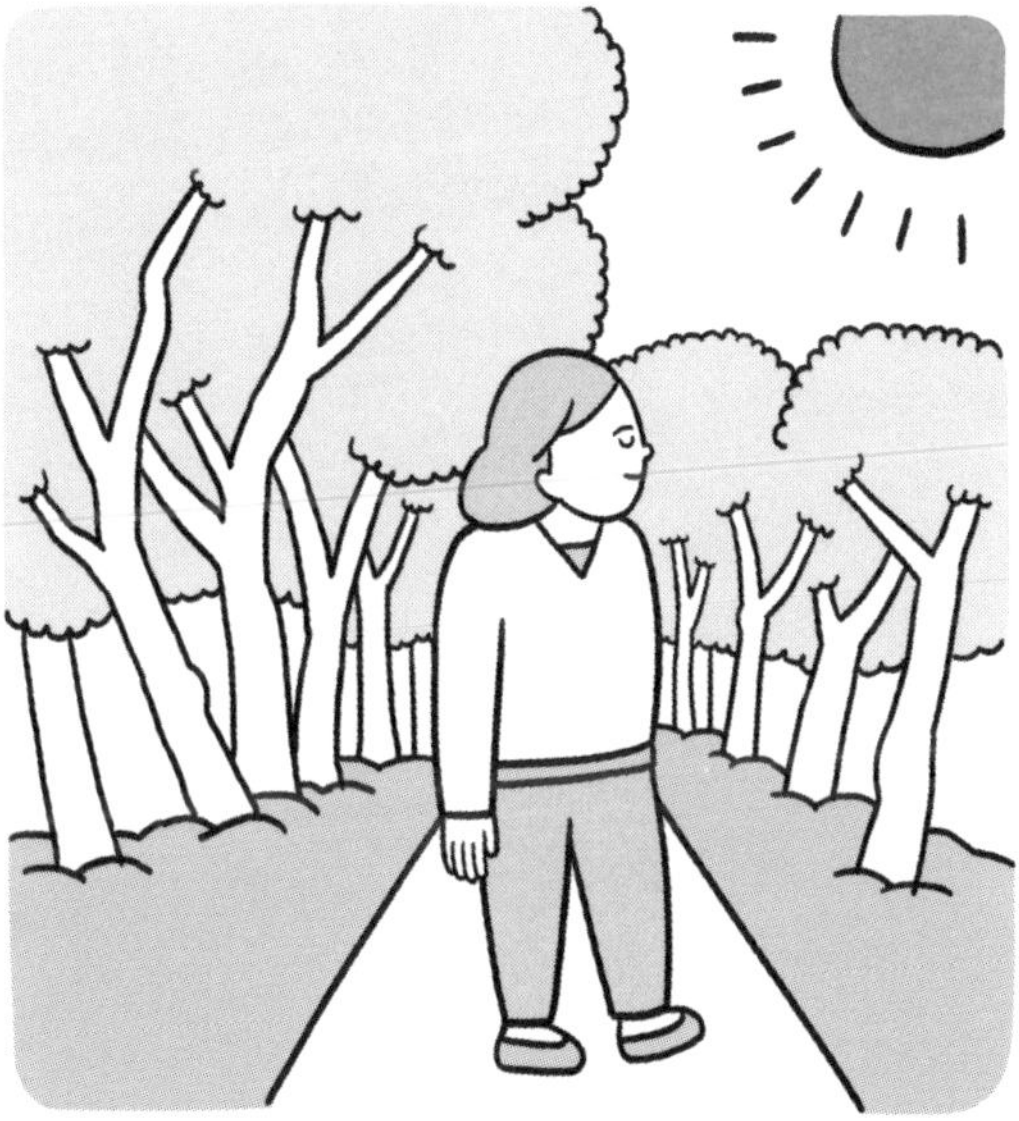

ぼーっと過ごすのは、けっして悪いことではない。その間に脳内システムが働き、次の行動のための準備が進められている。忙しい仕事中よりも、ぼーっと無意識に過ごす時間に名案が閃いたりするのもよくあること。

ポイント

根を詰めて仕事をしているときこそ、あえてぼーっとする時間を取ることで、脳内がクリアになる。

人生の目標が見つからないのですが……

1カ月に一度自分を見つめ直す

長い人生ではいつ何が起きるかわかりません。ある日突然、思わぬ事故や災害に見舞われたり、病気で入院したりすることだってあります。

そんな人生の重大事に直面して「あのときこうしておけばよかった」と後悔しても、失われた時間は返ってきません。

そうならないためにも**「いまを生きる」という意識を常に持って、「やりたいこと」のリストをつくってみましょう**。

やり方は簡単。1ヵ月に一度、自分のやりたいことを自由に思いつくままリストにまとめて、内容を見直しながら、項目のひとつずつを実行できるよう努力してみるのです。

やりたいことが明確になることによって、生きる目標ができるうえ、項目を整理することで、いまやらなくてはいけないのに後回しになっていることも発見できるようになります。

「いま一番やりたいことは何だろう?」「後回しにしたらいけないものは何だろう?」と1カ月に一度、自分自身に問いかけながら、常に生きる目標を意識することが大切です。

しっかりとした目標を持つことができれば、自ずとモチベーションが上がり、自律神経も整っていきます。

お答えしましょう!

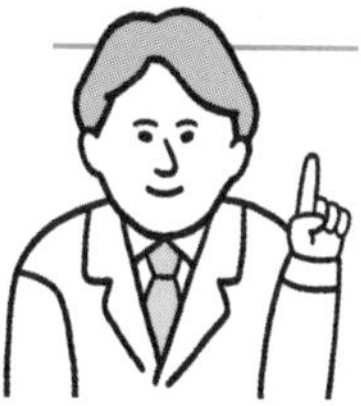

1カ月に一度「やりたいことリスト」をつくって自分の目標を確認しましょう。実行することで意欲もアップします。

■「やりたいことリスト」で自分の現在地を確認しよう

1カ月に一度、自分がやりたいことを書き出してみよう。今日やりたい小さなことから将来の大きな夢まで、思いついたものをすべてリストにし、優先順位と目標達成のために必要なものを考えてみて。

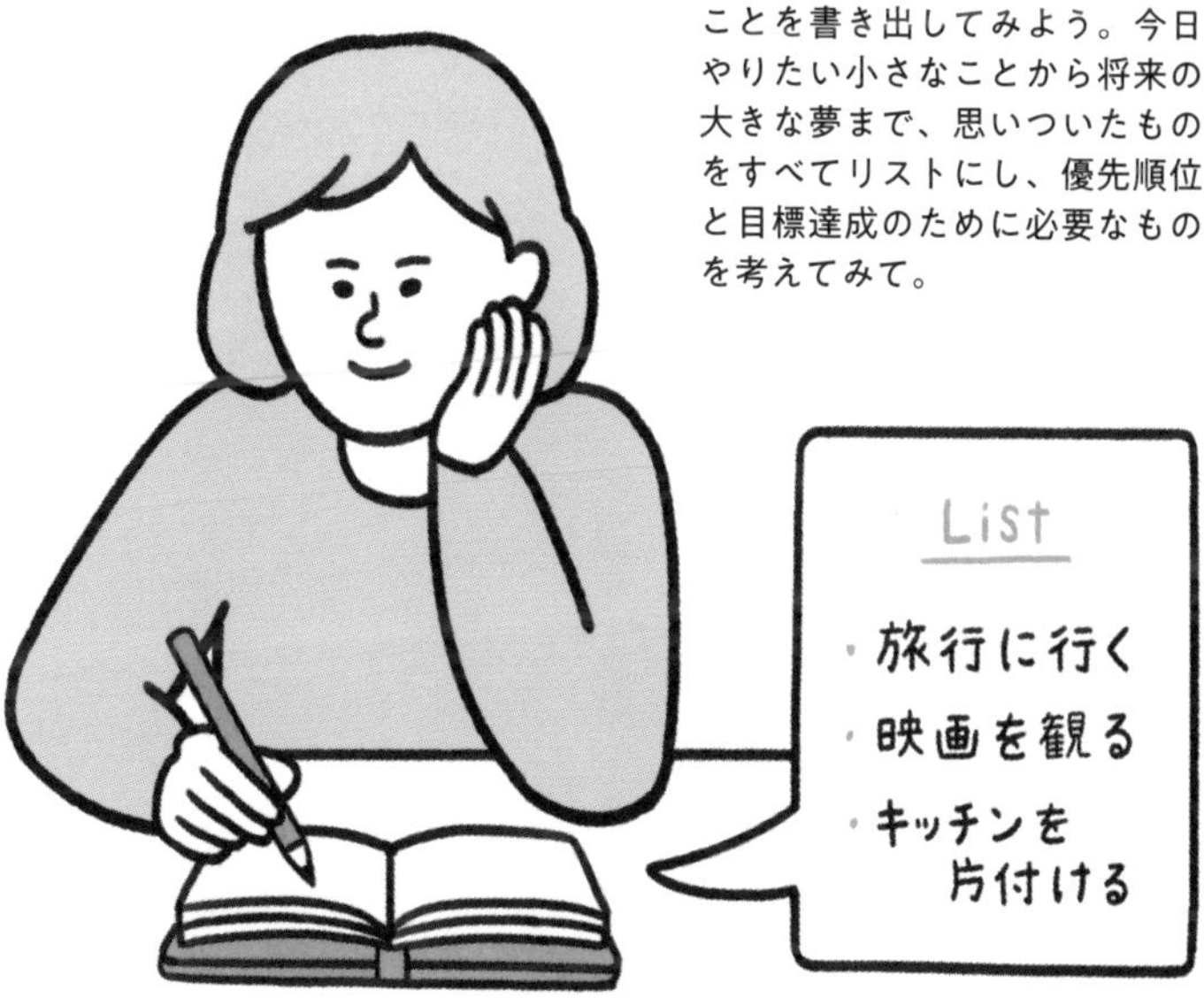
List
・旅行に行く
・映画を観る
・キッチンを片付ける

ポイント

毎月少しずつ人生の“棚卸し”をしながらモチベーションを高めて生きていくと毎日が充実し、自律神経も整ってくる。

休みの日に仕事が入ることが多くゆっくりできません

「仕事」と「休み」を区別しないという選択も

「退勤後や休みの日に仕事の電話やメールの対応をしなくてはならず、ゆっくり休めない」という毎日を送っている方も多いのではないでしょうか。週休2日が当たり前になったいま、しっかりと休めるオフの日がなかなか取れないとなるとストレスにもなるものです。

しかしここで、少し発想を変えてみるのもひとつの方法です。**仕事と休みをあえて区別しないスタイルを取り入れてみる**のです。

もちろん、職場や職種によっては難しい場合もあるでしょうが、「この日は休み」と決めず、「早めに仕事を切り上げて午後から休みにしよう」といったようにフレキシブルに動くことも検討してみましょう。

最近はテレワークや、旅先で仕事もこなすワーケーションなど、**仕事とプライベートを融合させた多様な働き方が広まってきています。**私も完全なオフの日をつくるよりも、休日でも1～2時間仕事をする、といったスタイルのほうが自分に合っていることに気づきました。

働きすぎで心身が疲弊し自律神経が乱れてしまうようではいけませんが、トータルで考えて自分に適した働き方ができるのであれば、それがベストではないでしょうか。

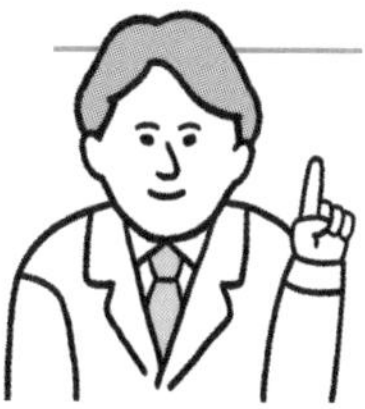

お答えしましょう!

仕事と休みをあえて区別せずに柔軟な働き方をするのもひとつの方法です。自分に合うスタイルを探してみましょう。

■多様な働き方を考えてみよう

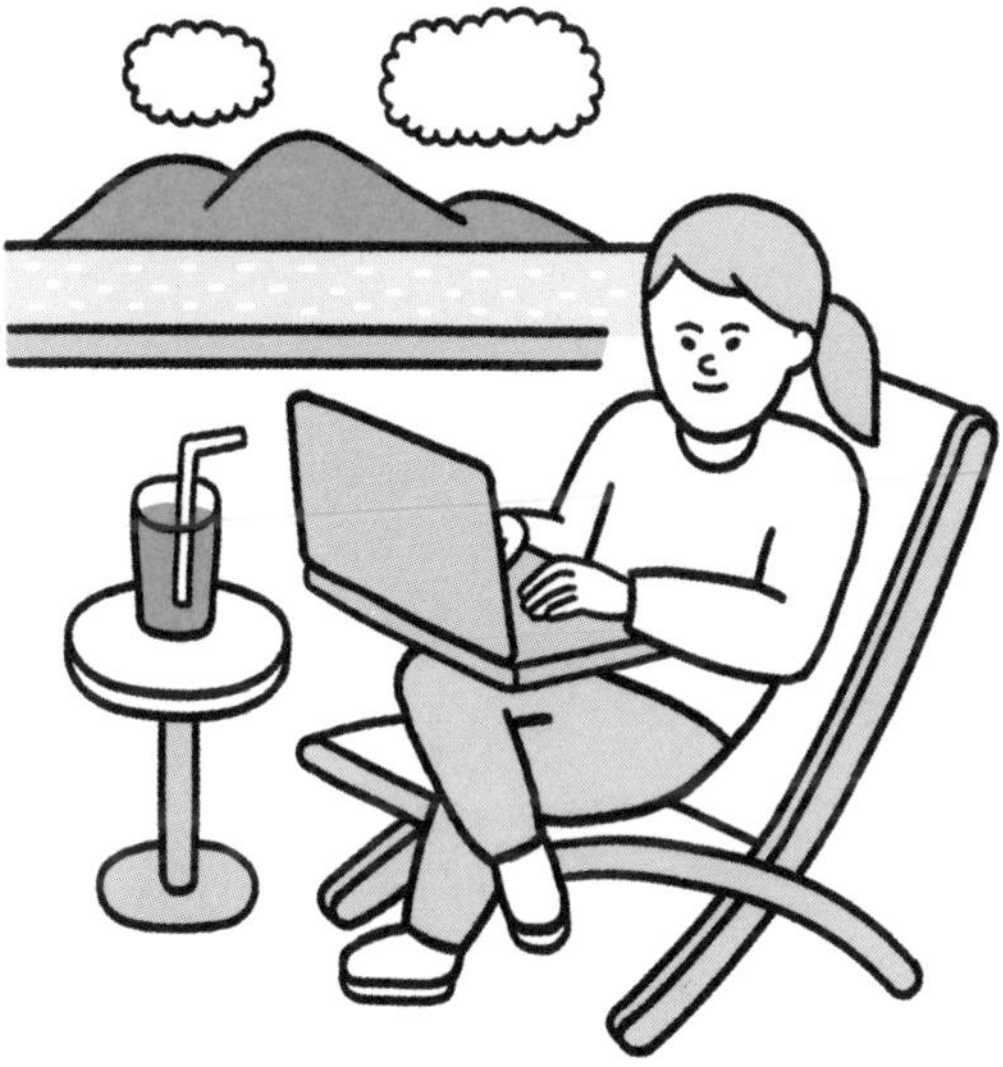

仕事とプライベートを日にちや時間できっちりと分けてしまわず、1日の中で仕事と休みを半々にしたり、平日に旅行先で少し仕事をしたりするなど、自分に合った働き方を模索してみるのもおすすめ。従来のスタイルにとらわれず、発想を変えてみると悩みを解決できることも多い。

ポイント

仕事と休みのベストバランスは人それぞれ。働きすぎに気をつけながら柔軟な発想をしてみよう。

column 5

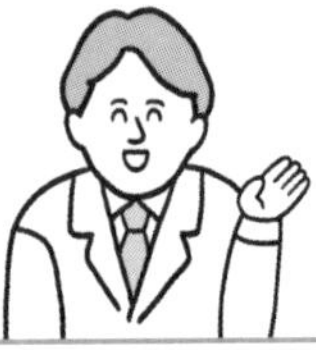

「寝れば治る」は本当？

体調が悪いときなどに「寝れば治る」といった言い回しがよく使われますが、これはじつは医学的にも正しいことなのです。

寝ることで余計なエネルギーを使わずに蓄えておくことができ、睡眠中には成長ホルモンが分泌され、免疫力を強化してくれます。

したがって、逆に「寝ない」ことには大きなデメリットがあります。夜更かししたり徹夜したりすると、自律神経が乱れ、血流が悪化するので、さまざまな不調が表れるのは当然のことなのです

21時までに夕食をすませ、ゆっくりとお風呂に浸かり、寝る前にはスマホチェックをオフに。よい睡眠で免疫力をアップさせ、病気のもとを撃退しましょう。

第 6 章

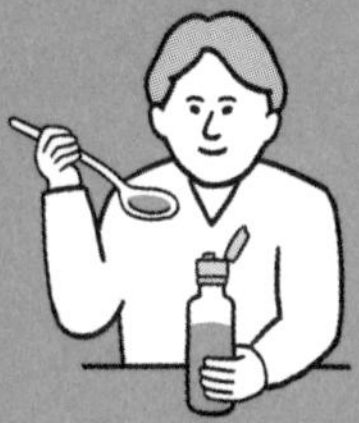

小林先生が実践している習慣を教えてください！

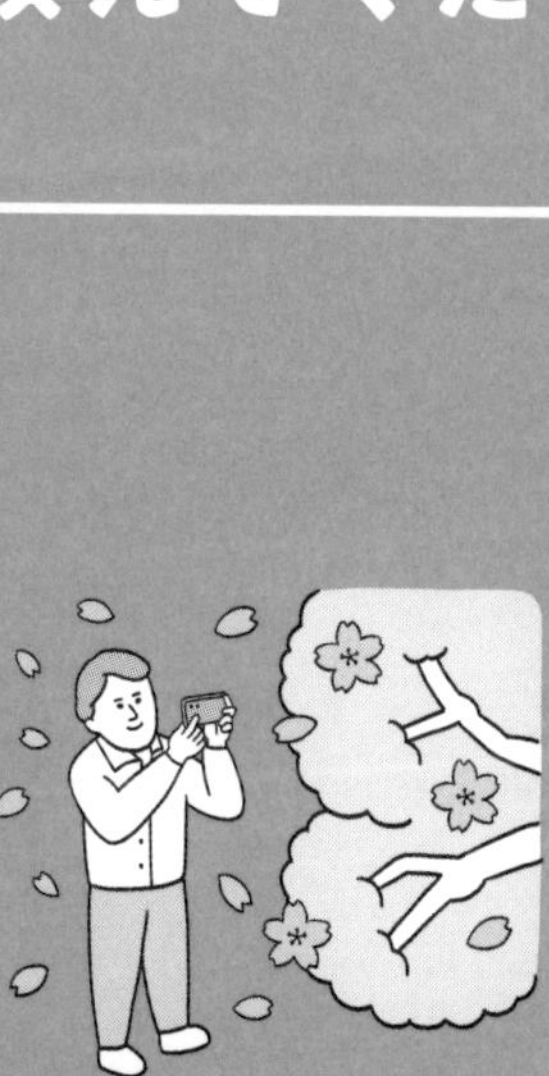

「自律神経のプロフェッショナルである小林先生は、毎日どんな生活を送っているの？」ここでは、そんなよくいただくご質問にお答えしていきます。

毎日のルーティンなども参考にしていただき、自分に合ったベストな生活習慣を見つけていきましょう。

1 先生はいつもどんな飲み物を飲んでいますか？

冷えはイライラや不安の原因に

暖かくなるとついつい冷たい飲み物が欲しくなりますよね。アイスコーヒーやキンキンに冷えたビールが好き、という方は多いのではないでしょうか。

さらには、暑い時期のみならず寒い季節でも冷たいお茶や炭酸ドリンクしか飲まないという人もいらっしゃるでしょう。

しかし、自律神経を整えることを考えるなら冷たい飲み物はおすすめしません。**冷たい飲み物は胃腸に負担をかけ、「冷え」を招きます**。体が冷えると血流が滞り、腸の機能不全を引き起こすのです。

幸福感に関わるセロトニンなどの幸せホルモンの95％は、腸粘膜から分泌されます。その分泌量が減るとイライラや不安感、無気力などの原因にもなってしまいます。

私自身、**冷たいものを飲むのは基本的には朝コップ1杯の水だけ、しかも常温と決めています**。そして、カフェに入ったときでも、季節を問わず、アイスコーヒーではなく温かいコーヒーや紅茶を注文するようにしています。

体を温めると全身の血流が促進されて副交感神経が優位になり、心も落ち着くのでおすすめです。

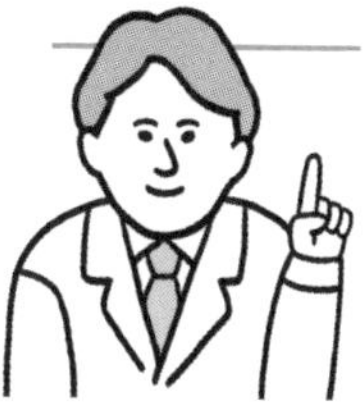

お答えしましょう！

冷えは健康の大敵。
胃腸に負担をかける冷たいものではなく、
温かいものを飲むようにしています。

■冷たいものを飲みすぎると自律神経の乱れに

温かい飲み物	冷たい飲み物
体が温まり血流もアップ。副交感神経が優位になり心も落ち着く。	腸を冷やして自律神経も乱れがちに。

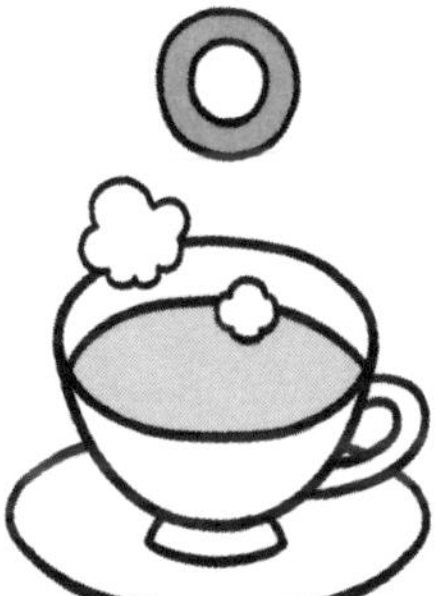

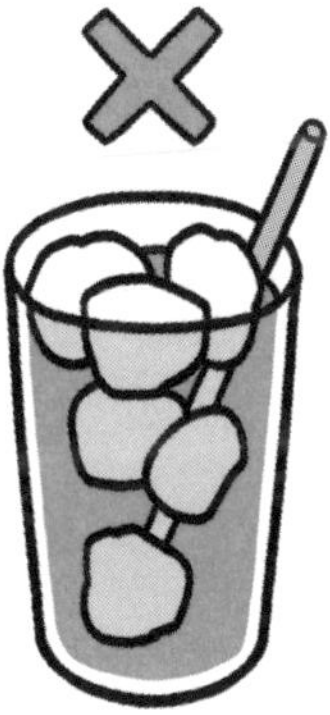

カフェなどでドリンクを注文するときにも、腸を冷やす冷たいものはなるべく避けて。特に通年冷たいものばかりを好んで飲んでいる人は習慣を見直してみよう。温かい飲み物は内臓を温めて血流を促し、自律神経を整えてくれる。

ポイント

冷たいものを食べたり飲んだりしたあとは、必ず温かいお茶などで胃腸を温めよう。

月曜日がいつも憂鬱なのですが……

休日をどう過ごすかが大事

休み明けの月曜日は気が重いという人も多いようです。**月曜日を快適に迎えるには、じつはその前の休日の過ごし方がとても大切**なのです。

私は、休日でもほぼ毎日大学病院に行き、年末年始も休まないため、限られた休日の過ごし方には気を配っています。

私が休日に出かける場所を大きく2つに分けると、自然が豊かなところとそうでないところです。自然が豊かなところでは特に海が好きで、日によって違う風を感じたり波の色を眺めたりすると、心が落ち着いてきます。

自然以外の場所では、カフェや美術館、映画館などに出かけます。また、渋谷の街などに出かけて、若い人たちが楽しそうに歩いているのを見るのもいいものです。また、人波を縫って歩くと生きていることを実感できます。

こうした場所でなくとも**「いつもは行かないところへ行ってみる」ことも、自律神経にプラスに働きます。**もちろん、ストレスを感じる場所を避けるのは言うまでもありません。

休日というのは「休む」だけが必ずしもよいわけではなく、「次の月曜日をいかに最高のコンディションで迎えるか」ということに主眼を置くことが重要なのです。

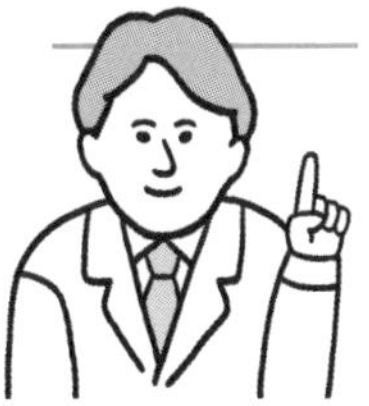

お答えしましょう！

**休日の過ごし方を見直してみましょう。
いつもは行かないところなどに足を運ぶと
自律神経が整って活力をチャージできますよ。**

■休日は月曜日に向けたパワーチャージを

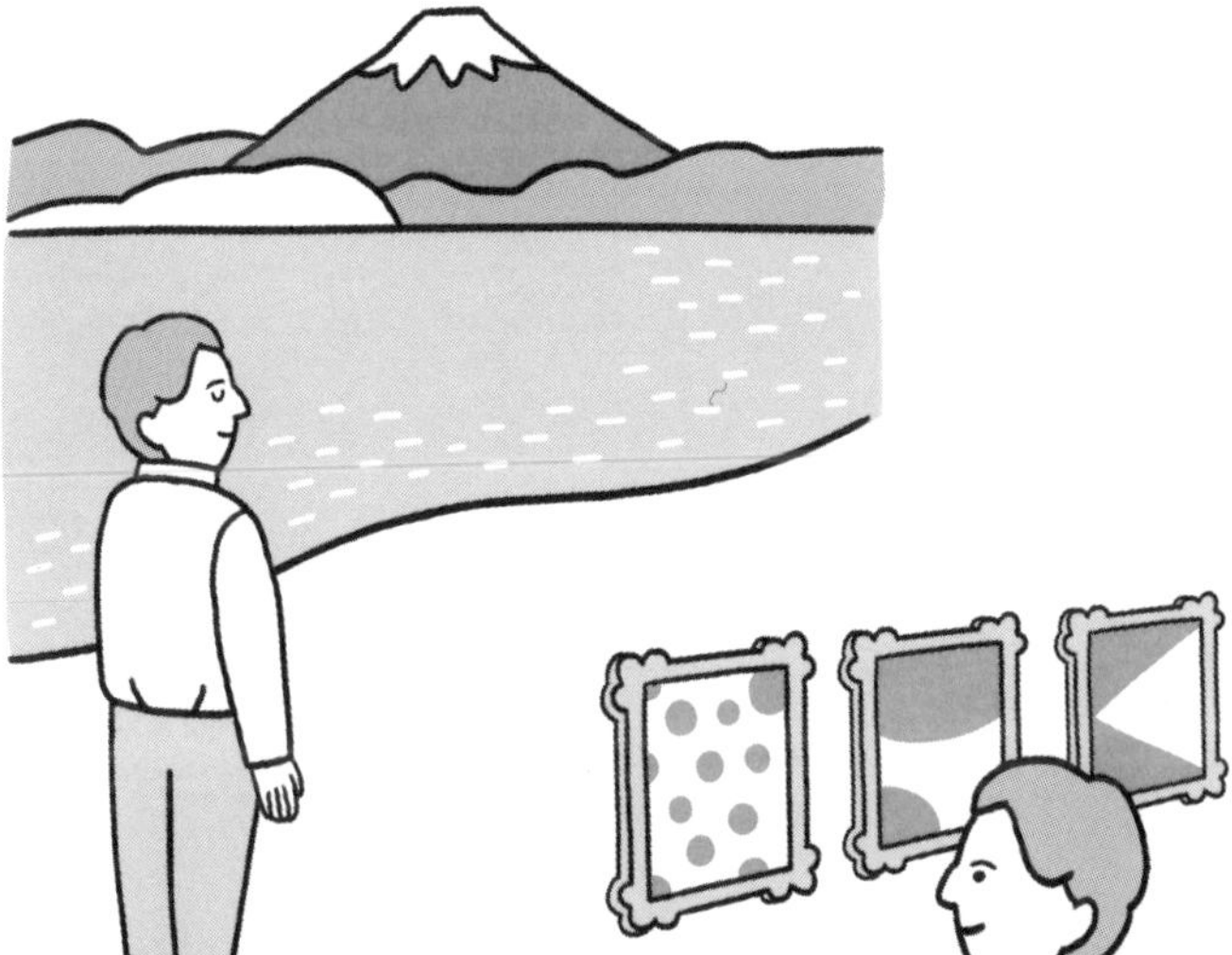

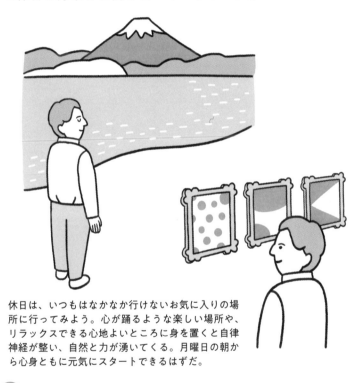

休日は、いつもはなかなか行けないお気に入りの場所に行ってみよう。心が踊るような楽しい場所や、リラックスできる心地よいところに身を置くと自律神経が整い、自然と力が湧いてくる。月曜日の朝から心身ともに元気にスタートできるはずだ。

ポイント

休日は月曜日から最大のパフォーマンスを発揮するための助走ととらえてみよう。

先生が帰宅後にまずやることは何ですか？

欠かさない3つのルーティン

私には、帰宅後に毎日欠かさない3つのルーティンがあります。

まずひとつ目は、「**靴を磨いて靴箱に入れること**」です。その日1日履いていた靴を脱ぐことで仕事モードのスイッチをオフにし、ゆっくりと靴を磨いていると呼吸も整ってきます。

2つ目は「**スーツを脱いでクローゼットにしまうこと**」。着ていた服を脱ぎながら、その日の仕事のうまくいった点や反省点を振り返り、「今日もがんばったな」と自分を少し労《ねぎら》う。そして「いつもの自分」を取り戻すのです。

最後の3つ目は「**明日着ていくものの準備**」です。翌朝慌てて支度をすると、自律神経が乱れて1日のスタートを気持ちよく切れないので、必要なものはすべて前日に用意します。そうすると忘れ物をせずにすみますし、明日1日をイメージしながら心の中で予行練習をすることもできます。そして準備がすむと安心でき、リラックスのための副交感神経がきちんと働くようになるのです。

以上が、私が帰宅後に欠かさないルーティンです。特にストレスフルな日には、20分程度外を歩いてネガティブな感情をリセットするのもおすすめです。

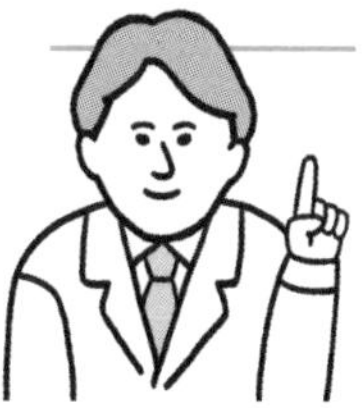

お答えしましょう！

**私の帰宅後のルーティンは3つ。
靴を磨いたり明日の準備をしたりしながら
呼吸を整え、副交感神経の働きを高めます。**

■小林先生の帰宅後の3つのルーティン

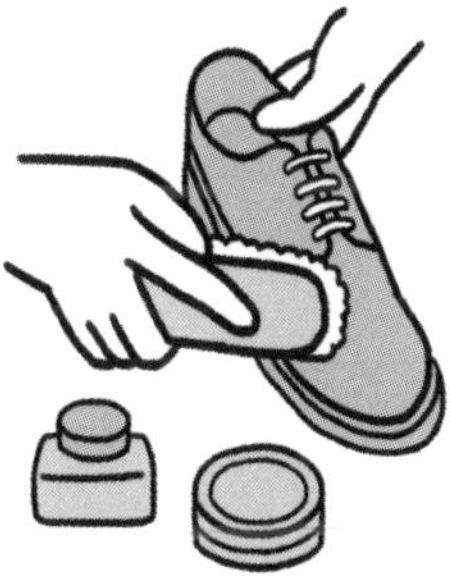

**1. 1日履いた靴を磨き、
靴箱に入れる**

ここでまず仕事モードをオフにし、靴を磨きながら呼吸を整える。

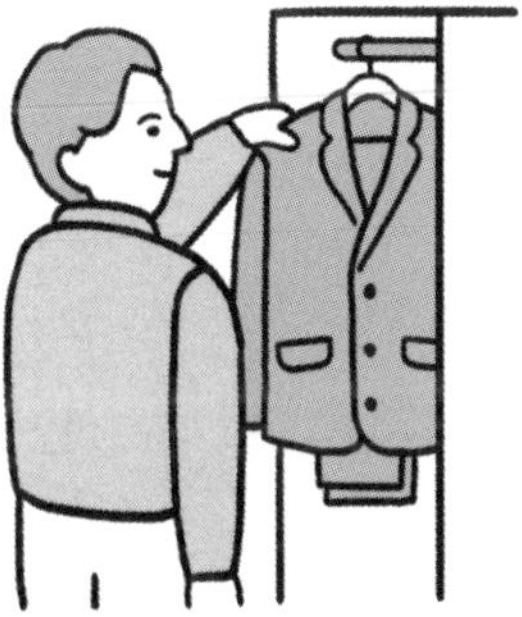

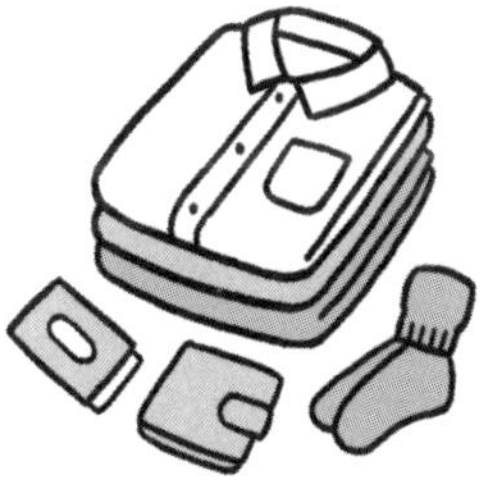

**2. スーツを脱ぎ、
クローゼットにしまう**

スーツを脱いで整えながら、その日の仕事を振り返り、“素”の自分を取り戻す。

3. 明日着ていく服を準備する

翌日の準備をすませてしまうことで安心するので呼吸が落ち着き、翌朝も余裕を持って支度ができる。

ポイント

帰宅直後は、1日働いた分の“心のアクセル”を緩め、心身を休めるスイッチを入れるための大切な時間。

4 先生の朝のルーティンを教えてください

1日を決めるのは朝の「腸活」

その日がうまくいくかどうかは、朝の過ごし方によって大きく左右されます。1日を充実したものにするための私の3つのルーティンをご紹介します。テーマは「腸活」です。

ひとつ目は「**コップ1杯の水を飲むこと**」。まず口をゆすいだあとに冷たすぎない常温のものを飲みますが、白湯でもいいでしょう。これを少しずつではなく、一気に飲むことで胃に重力をかけ、下の大腸を押して腸の動きを促します。

2つ目は「**決まった時間に朝食を摂る**」。体内時計を正確に動かすために、毎朝決まった時間に朝食を摂ります。和食の場合は納豆やみそ汁など、洋食ではトーストにハムエッグが私の定番です。

そして3つ目は、「**スプーン1杯の亜麻仁オイルを飲むこと**」です。良質なオイルは腸の中をコーティングし、便の流れをよくしてくれる効果があります。

そのほかに、腸もみマッサージ（103ページ）やワンツー呼吸法（129ページ）も意識しておこなうようにしています。

このように、腸のコンディションを整える「腸活」に重点を置いたルーティンは、よい1日のスタートを切るためにもおすすめです。

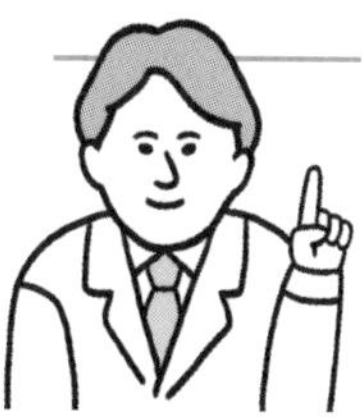

お答えしましょう！

腸を整えるための3つのルーティンで
最高のスタートを切りましょう。
毎日続けると自律神経も快調に。

■腸を整える小林先生の朝のルーティン

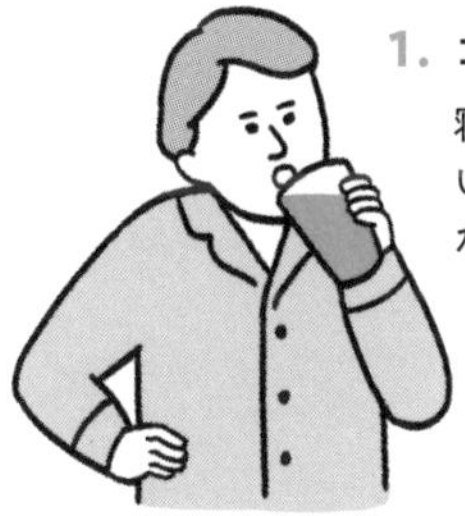

1. コップ1杯の水を飲む

寝ている間に口にたまった雑菌をうがいで洗い流したあと、コップ1杯の水を。常温か温かいものを「一気に」飲むのがポイント。

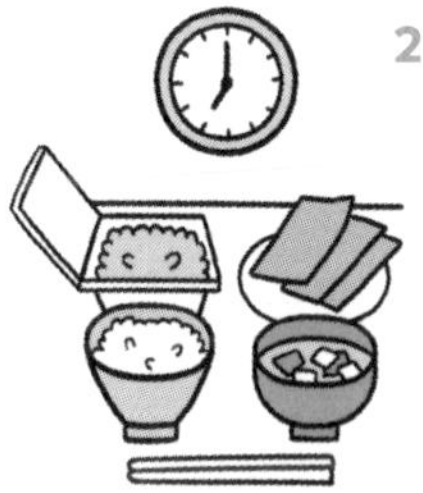

2. 決まった時間に朝食を摂る

おすすめは納豆やみそ汁などを取り入れた和食メニュー。体内時計を動かすためにも、朝食は抜かずにきちんと摂ろう。

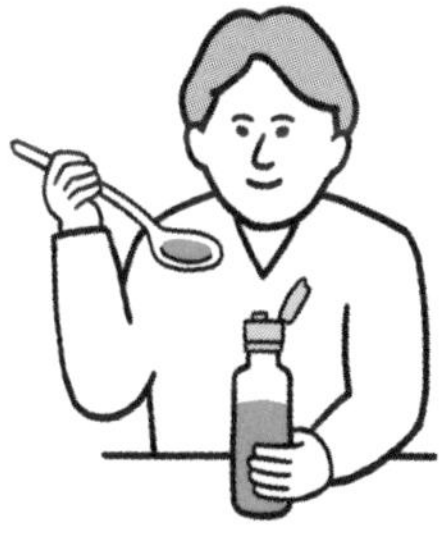

3. スプーン1杯の亜麻仁オイルを飲む

腸をコーティングして快便を促す良質な油を。オリーブオイルなどでもOK。油をそのまま飲むのが苦手な場合は、パンにつけたりサラダにかけたりして摂取してもよい。

ほかに、腸もみマッサージやワンツー呼吸法も朝に時間を取っておこなうと、腸や自律神経のコンディションがより整う。

ポイント

腸内環境が整うと自然とやせて適正体重になるため、健康的なダイエットにもつながる。

5

忙しい生活の中で意識するといいことはありますか？

「ゆっくり」を意識して、精神の安定を

現代人は何かと忙しいもの。いつも時間に追われて余裕がない、という人も多いのではないでしょうか。

慌ただしい生活は焦りを生み、交感神経の働きを過剰に高めます。「電車に乗り遅れるかもしれない」「仕事が期日に間に合いそうもない」などと慌てると、交感神経が刺激され自律神経のバランスが乱れてしまいます。さらに脳の働きも低下するので、仕事や勉強でのミスも増えたり、つい怒ってしまったりすることでしょう。焦ると失敗が多くなるということには、自律神経の乱れも影響しているのです。

いつもより早めの準備を心がける。少しゆっくり歩いてみる。こうした簡単なことでも精神状態は安定します。

おすすめは「**30分前行動**」です。**時間の余裕は心にゆとりをもたらします**。さらに「お先にどうぞ」という意識を持てば、自律神経はより良好な状態を保てるはずです。

特に朝は「**ゆっくり**」を意識してみてください。普段より少し早めに起き、ゆっくり朝食を摂り、ゆっくり歯を磨き、早めに出かけてゆっくり歩くのです。いつもは目にとまらない、素敵な景色を発見できるかもしれませんよ。

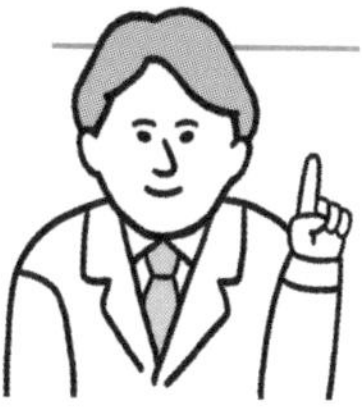

お答えしましょう!

「ゆっくり」を心がけるだけで心が落ち着いて1日を快適に過ごせます。常にゆとりを持つことが大切です。

■「ゆっくり」の意識が心にゆとりを生む

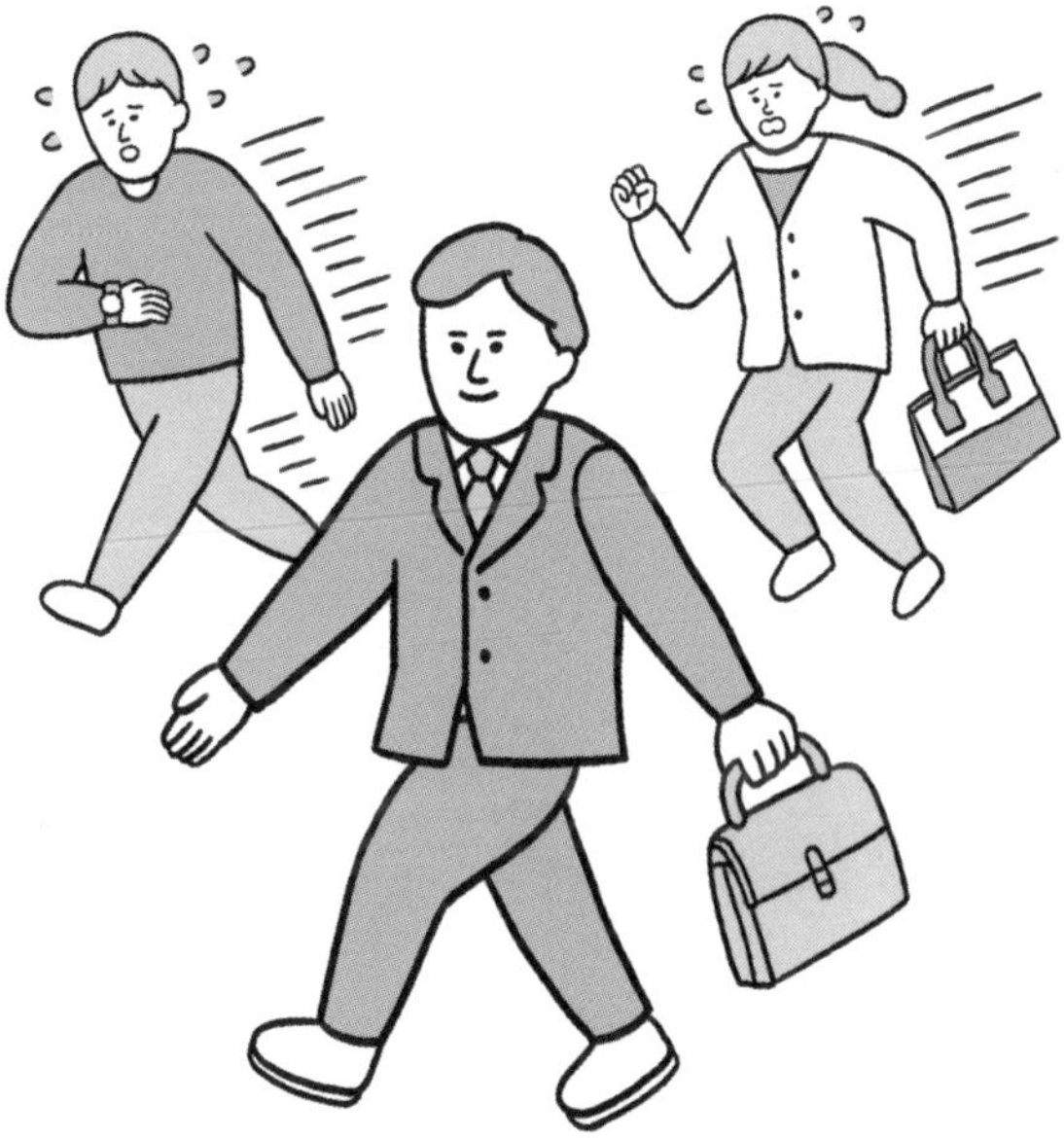

焦ってしまいそうなときほど「ゆっくり」を心がけよう。慌てるとミスが増えたりイライラが募ったりして自律神経も乱れがちに。予定の「30分前」を意識して動くと、ゆとりを持ってものごとを進めることができる。

ポイント

自律神経のコンディションは自分の行動で改善可能。焦りを生まないように心がけよう。

自律神経のためにスマホを使ってできることはありますか？

心にとまった瞬間を写真に撮っておく

ふとした瞬間にスマホで写真を撮りたくなることはありませんか？　私も道端に咲くかわいい花や、雄大な空の風景に心を奪われることがあります。そんなときは、その瞬間をスマホで撮影するようにしています。

素敵な被写体に出会って写真を撮っているとき、心身の状態はまさにリラックスしていて、副交感神経の働きが高まっていると言えます。その一瞬の感動を目に焼きつけるのもいいですが、写真に収めておけば、あとで振り返ることもできます。**感動を思い出すことができれば、自律神経を整える効果も期待できる**のです。

忙しくて心に余裕がないときは、周囲の景色に目を向けることもなかなかできないかもしれません。そんなときは、少しだけ周りを見て写真を撮ってみる。そんな些細なことだけでも、気持ちを落ち着かせ、慌ただしい心をリセットできます。

もしインスタグラムなど、ＳＮＳをやっているのであれば、その写真をアップして皆と感動を共有するのもいいでしょう。**〝映える〟写真を狙う必要はありません。ちょっと心にとまったものたちを撮り、気持ちをリセットするきっかけになればいい**のです。

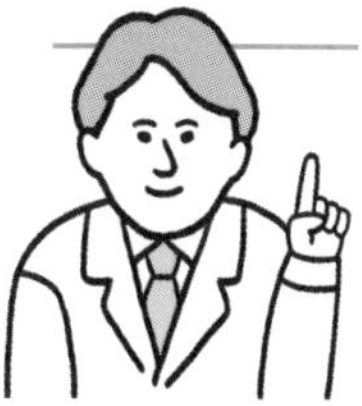

お答えしましょう！

目にとまった風景を撮影してみましょう。副交感神経が優位な状態で撮った写真は、あとで見返しても心が癒されるものです。

■忙殺されているときこそ景色を見よう

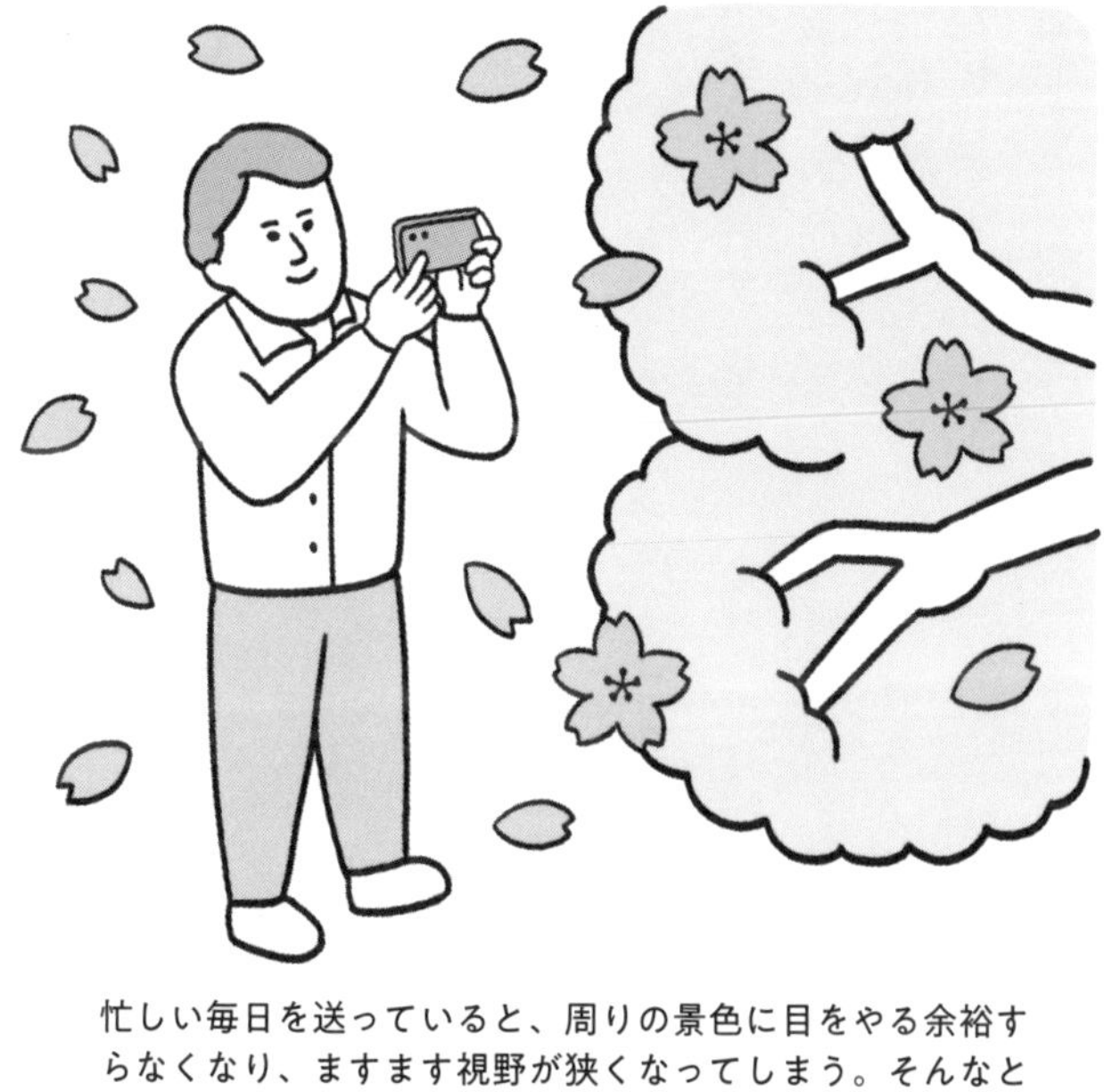

忙しい毎日を送っていると、周りの景色に目をやる余裕すらなくなり、ますます視野が狭くなってしまう。そんなときこそ顔を上げて目の前の風景を見つめ、琴線に触れたものはスマホで撮っておこう。そうして撮った写真は、疲れたときなどに見返すと心を元気にしてくれる。

ここに注意！

SNSなどにアップする場合、「いいね」の数やコメントを過度に気にしないようにしよう。

7

毎日の服選びがストレスです。選び方のコツを教えてください

ルールを決めて、イライラを解消しよう

服選びは毎日のことなので、ストレスがかからないようにしたいもの。私も昔は、スーツ、シャツ、ネクタイをどう合わせてもしっくりこないことが度々あり、時間はかかるしイライラするしで、ストレスになっていました。

そこで、自分のワードローブを見直してみると、必要以上にものが多いことに気づいたのです。ものを増やさないためにはどうしたらいいかと考えた結果、よりシンプルにするため**「毎年、リーズナブルなスーツを5着、ワイシャツ10枚を買って、1年で使い切る」**というルールを決めてみました。スーツは色や柄違いで5種類。ワイシャツは頻繁にクリーニングに出すので10枚。これだけあれば、いつもパリッとしたワイシャツを着ていられます。

このルールを実践するようになってから、服選びの時間が短縮され、コーディネートもうまくいくようになり、ストレスがかなり軽減されました。自律神経の乱れもなくなったのです。

重要なことは「リーズナブル」であることと「使い切る」ということ。高価なものだと捨てるときに「もったいない」という迷いが生じ、ストレスになりますので、控えることをおすすめします。

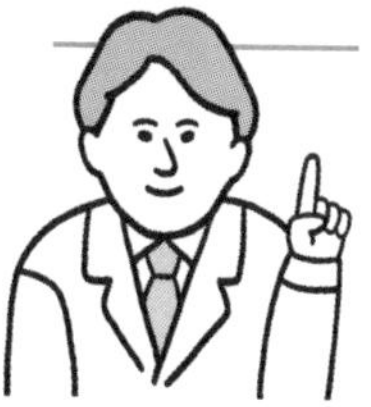

お答えしましょう!

スーツ5着とワイシャツ10枚を毎年新調し1年で使い切ることで、服選びの時間を短縮。シンプルな暮らしを心がけましょう。

■クローゼットをシンプルにして服選びを楽に

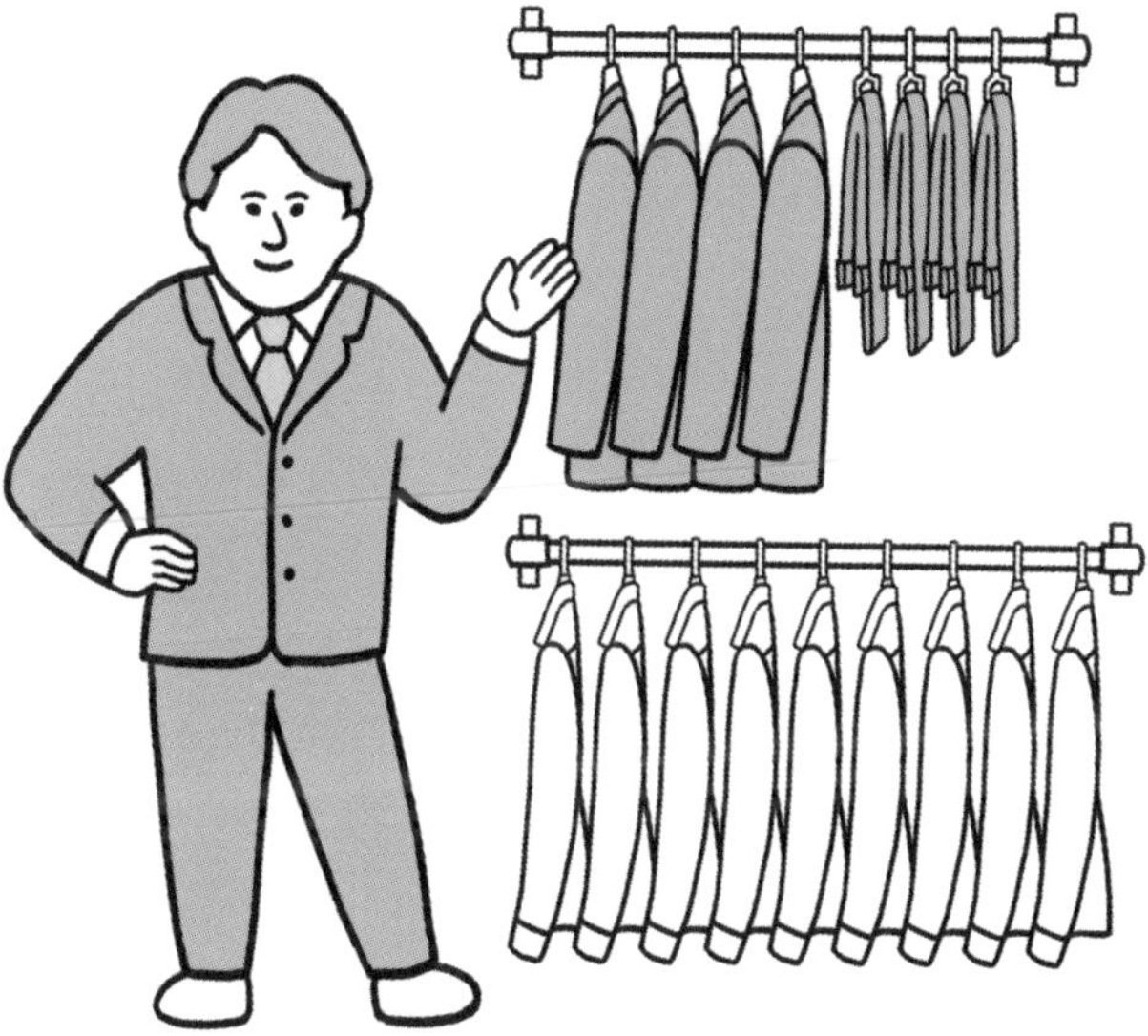

あれもこれもと服を買い、毎日の服選びがストレスになってしまうのでは本末転倒。クローゼットの中を見直し、しばらく着ていないものは処分。本当に必要なものだけを残して整理すれば、クローゼットを開けるたびにすっきりとした気持ちになり自律神経のバランスも整う。

ポイント

リーズナブルなものを揃えることで、捨てるときのストレスを軽減。「もったいない」をなくすことも大切。

先生の片付け術を教えてください

ものが多いと不要な選択とストレスを生む

服以外にも「好きなものを集めるのが趣味」という方は多くいらっしゃいます。しかし、ものが増えるとそれだけ**たくさんの〝選択〟をせまられる**ことになり、ストレスの多い環境をつくることになってしまいます。

私も昔は時計を集めるのが趣味でした。それほど高価でない時計ばかりを集めていたのですが、自律神経を整える「片付け術」を追求していくうちに、収集という行為に興味がなくなっていきました。たくさん集めても、すべての時計を使うことはないですし、毎日眺めて楽しむということもありません。いつも使う時計はだいたい同じなので、残りの時計は使わない。不要な選択をしなくてすむというメリットのためにも、現在は使わない時計を売ったり人にあげたりして、処分しました。

シンプルな暮らしというのは、物理的にものが少ないということではなく、「**自分にとっていいものを選び、大事に使う**」ということなのです。その結果として、ものが少なくなっていきました。

「自律神経にいい、シンプルな暮らし」のため、私は昔の写真も処分しました。常にすっきりとした空間づくりを意識してみましょう。

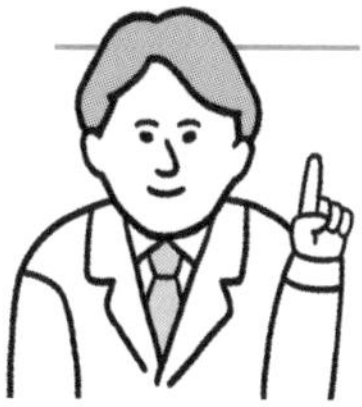

お答えしましょう!

片付けには自律神経を整える効果あり。
思いきって不要品は処分して、
いいものを厳選して大事に使うのがベスト。

■片付けるほどに自律神経が整う

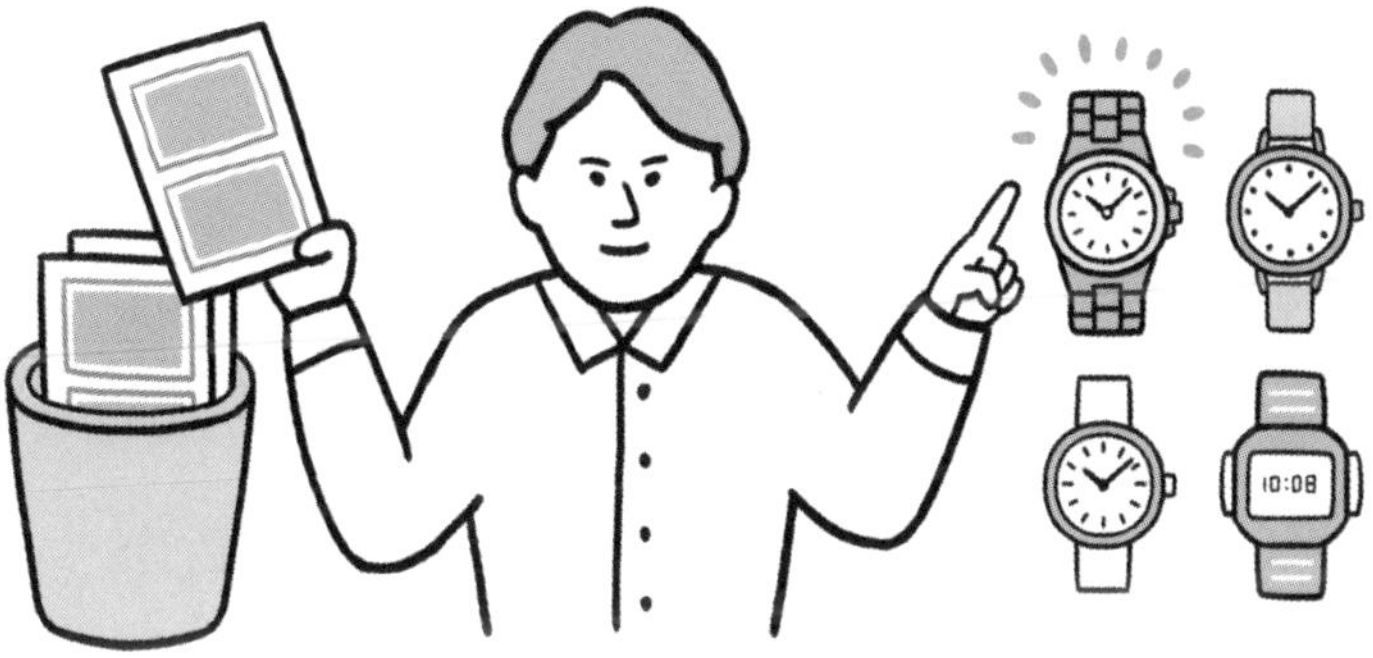

好きなものを買い集める趣味は楽しいが、「使わないものが増えたな」と感じるようになったら断捨離を。不要なもので占領されていたスペースが空くと気持ちもすっきりとして、自宅で過ごす時間がよりリラックスしたものになる。過去の写真も、見返すことのないものは処分を検討しよう。

ポイント

自分にとって「必要なもの」や「気持ちよく使えるもの」を取捨選択することで、自律神経が整う。

先生ご自身はどんな健康診断を受けていますか？

基本的な検査は1年に1回必ず受ける

「定期的に健康診断を受けましょう」とは言われるものの、どこまでのレベルの検査をすればいいのか、よくわからないという人もいることでしょう。医者自身がどんな検査を受けているのかは多くの方が気になるところだろうと思いますし、実際によく質問をいただきます。

ここでは、私自身がどんな健康診断を受けているかをお話ししましょう。

まず、年に1回受けるものには、食道や胃を調べる**上部内視鏡検査**、**頭部のMRI**、肺を調べる**CT検査**があります。肺のCT検査は、タバコを吸う人にもおすすめの検査です。こちらも、年に1回受けるとよいでしょう。

また、大腸などを調べる**下部内視鏡検査**は2〜3年に1回のペースで受けます。そして、いちばん高頻度で受けるのは**血液検査**。私は3カ月に1回、受けることにしています。

さらに、私は喘息《ぜんそく》の症状が出ることがあるため、**疲れているときなどには特に早めに休息を取るように心がけています**。

一定の症状や不調が2週間続いたら病院へ行く、というのを目安にするとよいでしょう。病気を健康診断で予防し、何か症状が出れば早めに受診するのが基本です。

お答えしましょう！

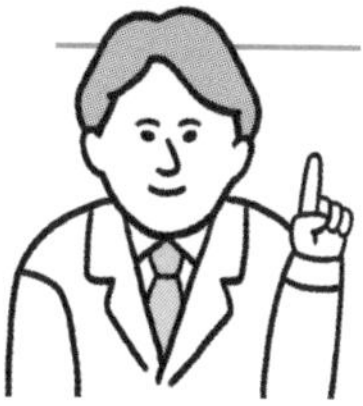

私は食道や胃の内視鏡検査、頭部のMRIなどを年に1回受けるようにしています。不安な症状が2週間続いたら受診しましょう。

■基本的な定期健診は毎年欠かさずに

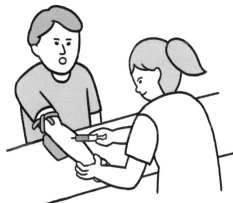

健康維持のためには定期的な健康診断も欠かせない。検査をすることで自分の体質や弱いところがわかれば、早めに対策することもできる。

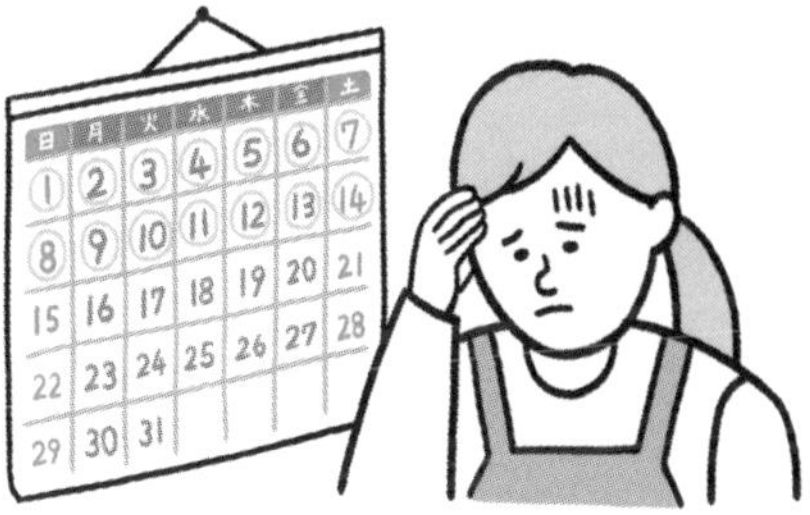

何か気になる症状が2週間続くようなら受診を。もちろん、症状が重かったり不安が募ったりする場合は、2週間待たずに早めに病院へ行こう。

ここに注意！

通院中の人はこの内容に限らず、主治医の先生の指示に従って適切な検査をきちんと受けよう。

column 6

「快適な生き方」は一人ひとり違う

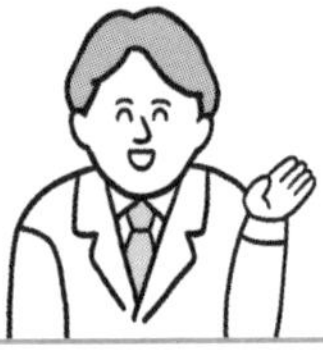

自律神経を整え、健康に暮らすためにはなるべくストレスフリーな生き方をすることが大切です。しかし、**何をストレスと感じるかは人それぞれで異なる**ものです。

例えば人間関係。相手と多少の衝突をおそれず、自分の意見をはっきりと伝えることが自分らしくいられるためのスタイルだという人もいれば、周りに敵をつくらず、協調して生きていくほうが楽だという人もいるでしょう。どちらも間違いではありません。「**自由な心で自分らしく生きる**」ための選択ができていることが、自律神経にとって、ひいてはあなたにとっての正解なのです。

世間の常識や周りの空気に流されて、自分が望まない形の「自由」や「ストレスフリー」な生き方をするのではなく、心身が健康でいられる「快適」な人生を、積極的に歩んでいきましょう。

おわりに

自律神経を整えて
いつまでも健康でワクワクする人生を

最後までお読みくださりありがとうございました。本書に、あなたの不調を少しでも改善するヒントがあったなら、うれしく思います。

「病気ではないけれど、なんだか最近調子が悪い」

そんな毎日を「年だから」「自分の親も同じだったから」などと諦め半分で過ごしているのであれば、それはとてももったいないことです。**ほんの少しの意識の変化や生活習慣の改善を心がけるだけでも、あなたの体調はぐっとよくなるはず**

です。

また、本編でもお話ししてきたように、自律神経を乱すのは自分自身の要因だけではありません。日々刻々と変化する世界情勢や気候、毎日飛び込んでくるニュースなど、自分の外にも自律神経をマイナスの方向に作用させてしまう要素が多くあるのです。

ですから、自律神経が全く乱れないという人はおらず、多かれ少なかれいろいろなものに影響を受けながら、うまくバランスを保っているのです。

したがって、自律神経を整えようと努力することはとても大切ですが、そこにこだわりすぎてストレスになってしまうのでは逆効果です。**いい意味での「ゆるさ」「いい加減さ」を持ち合わせることで、「トータルで自律神経のバランスを保っていられればいいかな」ぐらいの気持ちで取り組むことも大事**なのではないかと思います。

もちろん、体や心がつらいときは我慢せずに病院にかかってください。特に、2週間経っても改善が見られない場合は受診することをおすすめします。症状の陰に大きな病気が隠れていることもありますので、安易な素人判断は危険です。早めに病院にかかれば、早期発見・早期治療にもつながり、不安なまま過ごすことによるメンタル面の不調も防ぐことができます。

毎日が快調だと、心も自然と軽やかになります。心と体は密接に関わり合っていますから、体とメンタル両面のコンディションを整えていくことが大切なのです。

自律神経を整えることは、健康で幸せな毎日を送るためのカギであり、とても有効な手段です。心身を健やかに保ち、これからのあなたの人生がさらにワクワクできるものになりますよう、願っています。

順天堂大学医学部教授　小林弘幸

参考文献・参考ウェブサイト

■『眠れなくなるほど面白い 図解 自律神経の話』
小林弘幸（日本文芸社）

■『自律神経にいいこと超大全』
小林弘幸（宝島社）

■『自律神経の名医が教えるココロとカラダの疲れとり大全』
小林弘幸（SBクリエイティブ）

■『結局、自律神経がすべて解決してくれる』
小林弘幸（アスコム）

■『整える習慣』
小林弘幸（日経BP・日本経済新聞出版本部）

■ YouTubeチャンネル『ドクター小林弘幸の健康のカルテ』
（https://www.youtube.com/@Dr.KOBAYASHI）

■「“スマホに熱中”が健康面へ悪影響」と医師が語る理由
（『女性自身』・2013年7月26日付）
（https://jisin.jp/life/health/1617933/）

■「善玉菌と悪玉菌」
（ビオフェルミン製薬 公式サイト「乳酸菌とおなかのこと／乳酸菌を知る」より）
（https://www.biofermin.co.jp/nyusankin/about_nyusankin/bacteria/）

著者：小林弘幸（こばやし・ひろゆき）

順天堂大学医学部教授。日本スポーツ協会公認スポーツドクター。
1960年、埼玉県生まれ。87年、順天堂大学医学部卒業。92年、同大学大学院医学研究科修了。ロンドン大学付属英国王立小児病院外科、トリニティ大学付属医学研究センター、アイルランド国立小児病院外科での勤務を経て、順天堂大学小児外科講師・助教授を歴任する。自律神経研究の第一人者として、プロスポーツ選手、アーティスト、文化人へのコンディショニング、パフォーマンス向上指導に関わる。また、"腸のスペシャリスト"でもあり、自律神経と腸を整えるストレッチの考案など、様々な形で健康な心と体のつくり方を提案している。YouTubeチャンネル「ドクター小林弘幸の健康のカルテ」でも健康情報を発信中。
『医者が考案した「長生きみそ汁」』（アスコム）、『なぜ、「これ」は健康にいいのか？』（サンマーク出版）、『医師が考案 小林式 自律神経ストレッチ』（Gakken）など著書多数。

STAFF
構成／細田操子
編集協力／久保田龍雄
カバー・本文イラスト／菅野彩
カバー・本文デザイン／山之口正和＋斎藤友貴（OKIKATA）
DTP／平田治久（NOVO）
校正／ぷれす

なんとなくだるい、疲れやすいを解消する！

自律神経について 小林弘幸先生に聞いてみた

2024年6月4日　第1刷発行

著者	小林弘幸
発行人	土屋　徹
編集人	滝口勝弘
編集担当	神山光伸
発行所	株式会社Gakken 〒141-8416 東京都品川区西五反田2-11-8
印刷所	中央精版印刷株式会社

●この本に関する各種お問い合わせ先
・本の内容については、下記サイトのお問い合わせフォームよりお願いします。
https://www.corp-gakken.co.jp/contact/
・在庫については　Tel 03-6431-1250（販売部）
・不良品（落丁、乱丁）については　Tel 0570-000577
学研業務センター　〒354-0045 埼玉県入間郡三芳町上富279-1
・上記以外のお問い合わせは　Tel 0570-056-710（学研グループ総合案内）